Construindo Caminhos para o Emagrecimento Saudável

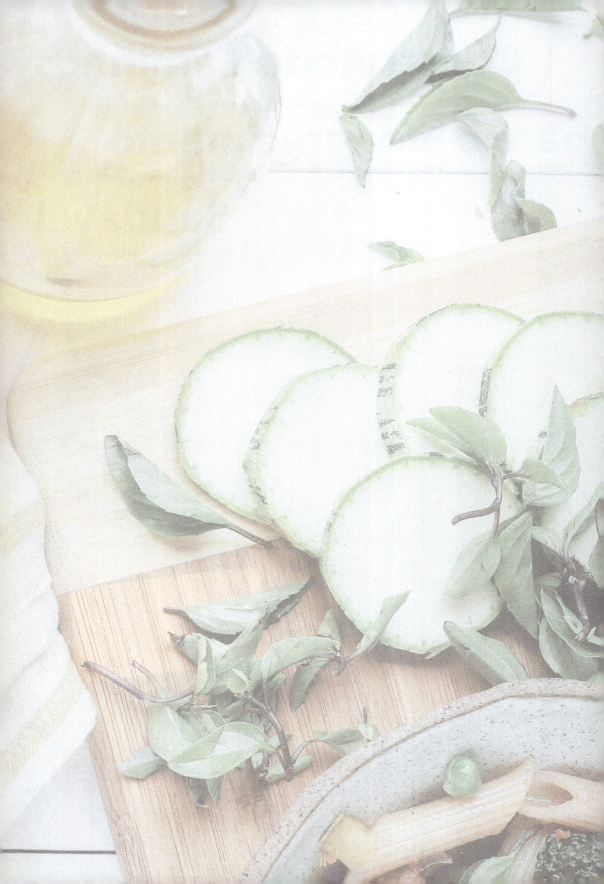

Construindo Caminhos para o Emagrecimento Saudável

**Médicos na Cozinha
revelam os ingredientes para
um emagrecimento sustentável**

ADRIANA KATEKAWA
ANA ELISA EVANGELISTA ALCÂNTARA
ANDRÉA ABBUD
DANIEL MARTINEZ
GHINA MACHADO
JULIANA AIKO WATANABE
LARISSA PEREIRA MARCON
MARCELA RASSI
MARILIA CARDOSO
MARINA CUNHA SILVA PAZOLINI
NICOLE TENENBAUM
PATRICIA SALES
PAULA PIRES
TASSIANE ALVARENGA
TUTU GALVÃO BUENO

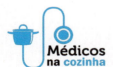 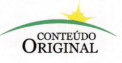

Construindo caminhos para o emagrecimento saudável: Médicos na Cozinha revelam os ingredientes para um emagrecimento sustentável

Produção editorial
Projeto gráfico
Diagramação

PRESTO | Catia Soderi

Fotos das receitas

Angelica Madelaine Seagram

© 2022 Editora dos Editores

Todos os direitos reservados. Nenhuma parte deste livro poderá ser reproduzida, sejam quais forem os meios empregados, sem a permissão, por escrito, das editoras. Aos infratores aplicam-se as sanções previstas nos artigos 102, 104, 106 e 107 da Lei nº 9.610, de 19 de fevereiro de 1998.

Editora dos Editores

São Paulo: Rua Marquês de Itu, 408 - sala 104 – Centro.
(11) 2538-3117

Rio de Janeiro: Rua Visconde de Pirajá, 547 - sala 1121 – Ipanema.
www.editoradoseditores.com.br

Impresso no Brasil
Printed in Brazil
1ª impressão – 2022

Este livro foi criteriosamente selecionado e aprovado por um Editor científico da área em que se inclui. A Editora dos Editores assume o compromisso de delegar a decisão da publicação de seus livros a professores e formadores de opinião com notório saber em suas respectivas áreas de atuação profissional e acadêmica, sem a interferência de seus controladores e gestores, cujo objetivo é lhe entregar o melhor conteúdo para sua formação e atualização profissional.
Desejamos-lhe uma boa leitura!

Dados Internacionais de Catalogação na Publicação (CIP)
(Câmara Brasileira do Livro, SP, Brasil)

Construindo caminhos para o emagrecimento saudável : médicos na cozinha revelam os ingredientes para um emagrecimento sustentável. — 1. ed. — São Paulo : Editora dos Editores Eireli, 2022.

Vários editores.
Bibliografia.
ISBN 978-65-86098-69-3

1. Alimentação saudável 2. Atividade física 3. Emagrecimento 4. Obesidade 5. Peso - Perda 6. Qualidade de vida 7. Saúde - Promoção.

22-105256   CDD-613.7

Índices para catálogo sistemático:
1. Emagrecimento : Promoção da saúde 613.7
Cibele Maria Dias - Bibliotecária - CRB-8/9427

SOBRE OS EDITORES

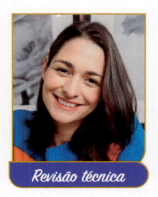

▶ Paula Pires

Formada em Medicina pela Universidade de Brasília (UnB). Residência em clínica médica pela UNICAMP. Residência em endocrinologia pelo Hospital das Clínicas da Faculdade de Medicina da Universidade de São Paulo (HCFMUSP). Certificada em Medicina do Estilo de Vida pelo Internacional Board of Lifestyle Medicine. Idealizadora do projeto Médicos na Cozinha.

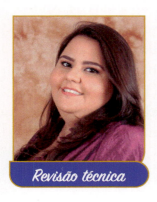

▶ Larissa Pereira Marcon

Formada em medicina pela Universidade de Brasília. Residência em clínica médica pela Universidade de Brasília. Residência em endocrinologia pelo Hospital de Base do Distrito Federal. Certificada em medicina do estilo de vida pelo International Board of Lifestyle Medicine (IBLM).

CONSTRUINDO CAMINHOS PARA O EMAGRECIMENTO SAUDÁVEL

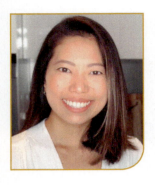

▶ Adriana Katekawa

Diretora de Nutrição Culinária e Educação do EatWell Meal Kits em Boston, EUA. Chef de Cozinha no projeto Médicos na Cozinha. Certificada em Coaching de Culinária pela Harvard Medical School e Institute of Lifestyle Medicine. Coach de Saúde pelo Institute for Integrative Nutrition (IIN-NY). Graduada em Artes Culinárias pela Le Cordon Bleu. Bacharel em Relações Internacionais (USP) e MBA pela FGV/University of Chicago.

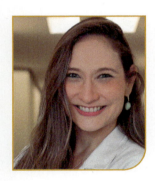

▶ Ana Elisa Evangelista Alcântara

Graduação em medicina na Universidade Federal do Ceará (UFC). Residência de clínica médica pelo Hospital das Clínicas da Faculdade de medicina da Universidade de São Paulo (USP). Residência de endocrinologia e metabologia pelo Hospital das Clínicas da Faculdade de medicina da Universidade de São Paulo (USP). Título de especialista pela Sociedade Brasileira de Endocrinologia e Metabologia(SBEM).

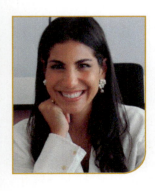

▶ Andréa Abbud

Médica pela Universidade Metropolitana de Santos (UNIMES). Clínica Médica pelo Instituto de Assistência Médica ao Servidor Público Estadual (IAMSPE). Endocrinologia pelo Hospital Beneficência Portuguesa de São Paulo (BP). Especialista em Endocrinologia e Metabologia pela Sociedade Brasileira de Endocrinologia e Metabologia (SBEM).

▶ Daniel Martinez

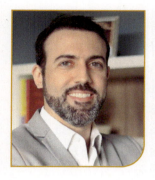

Graduação em Medicina pela Faculdade de Medicina da Universidade de Sao Paulo (USP). Residência Médica em Psiquiatria pelo Hospital das Clinicas da Faculdade de Medicina da Universidade de São Paulo (HCFMUSP). International Fellow pela American Psychiatric Association (APA). Titulo de Especialista em Psiquiatria pela Associação Brasileira de Psiquiatria (ABP). MBA Executivo em Gestão de Saude pela Fundação Getúlio Vargas (FGV/SP). Certified Lifestyle Medicine Physician pelo International Board of Lifestyle Medicine (IBLM). Idealizador do Projeto Médicos na Cozinha.

▶ Ghina Machado

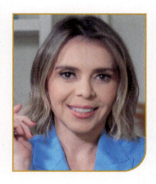

Psicóloga (Universidade de Ribeirão Preto), mestrado em Psiquiatria e Psicologia Médica (UNIFESP), especialização em Psicologia Hospitalar (Hospital Israelita Albert Einstein e IOT-HCFMUSP), Prática Neuropsicológica na Instituição Psiquiátrica (IPQ-HCFMUSP) e Psicoterapia Dinâmica Breve (IPQ-HCFMUSP) formada em Coaching de Saúde e Bem-estar (Carevolution). Foi membro da equipe de psicólogos da Unidade de Check up do Hospital Israelita Albert Einstein. Atualmente atua em consultório, é sócio-fundadora da Clínica de saúde mental ESTAR e faz parte da equipe do Médicos na Cozinha.

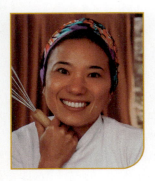

▶ **Juliana Aiko Watanabe**

Graduada em Nutrição pela Universidade de São Paulo (USP). Pós-graduada em Nutrição hospitalar em Cardiologia pelo Instituto do Coração (InCor) da Faculdade de Medicina da USP. Pós-graduada em Padrões Gastronômicos pela Universidade Anhembi Morumbi (UAM). Mestranda em Nutrição e Saúde pela Universidad Internacional de Valencia (VIU). Certificada em Chef (Culinary Health Education Fundamentals) Coaching pela Harvard Medical School. Nutricionista com atendimentos clínicos individualizados, consultoria nutricional e atuação como personal chef e coaching de culinária em Madri. Nutricionista e chef de cozinha do Projeto Médicos na Cozinha.

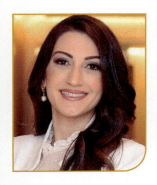

▶ **Marcela Rassi**

Graduada em Medicina pela Universidade Federal de Goiás (UFG). Residência em Clínica Médica pelo Hospital das Clínicas da Faculdade de Medicina da Universidade de São Paulo (USP). Residência em Endocrinologia pela USP. Doutora em Endocrinologia pela USP, com período sanduíche no *National Institutes of Health* (NIH). Título de Especialista em Endocrinologia pela Sociedade Brasileira de Endocrinologia e Metabologia (SBEM). Certificada em Medicina do Estilo de Vida pelo *Internatlonal Board of Lifestyle Medicine* (IBLM). Diretora científica do Projeto Médicos na Cozinha.

SOBRE OS EDITORES

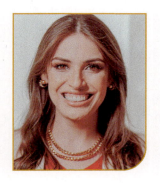

▶ Marilia Cardoso

Médica Endocrinologista pela Universidade de São Paulo (USP). Título de especialista pela Sociedade Brasileira de Endocrinologia e Metabologia (SBEM). Membra da Associação Brasileira para o Estudo da Obesidade e da Síndrome Metabólica (ABESO). Idealizadora do PES (Programa Emagrecedores de Sucesso) - Projeto de educação médica em tratamento da obesidade.

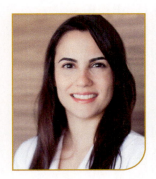

▶ Marina Cunha Silva Pazolini

Graduada em Medicina pela Universidade Federal do Rio de Janeiro (UFRJ). Clínica Médica pelo Hospital São Paulo da Universidade Federal de São Paulo (UNIFESP). Endocrinologista pelo Hospital das Clínicas da Faculdade de Medicina da Universidade de São Paulo (HCFMUSP). Título de Especialista em Endocrinologia pela Sociedade Brasileira de Endocrinologia e Metabologia (SBEM). Doutora em Ciências da Saúde pela FMUSP. Professora adjunta de Clínica Médica da Universidade Federal do Espírito Santo (UFES). Coordenadora da Liga de Clínica Médica da UFES.

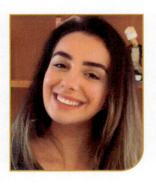

► **Nicole Tenenbaum**

Médica pela Faculdade de Ciências Médicas de Santos (FCMS) e estagiária do projeto Médicos na Cozinha. Residente de clínica médica na Beneficência Portuguesa de São Paulo.

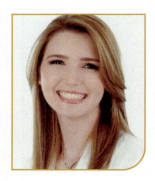

► **Patricia Sales**

Médica pela Faculdade de Medicina da Universidade de Brasília (UnB). Residência Médica de Clínica Médica, Endocrinologia e Metabologia pelo Hospital das Clínicas da Faculdade de Medicina da USP- São Paulo. Título de Especialista em Clínica Médica pela Sociedade Brasileira de Clínica Médica. Título de especialista em Endocrinologia e Metabologia pela Sociedade Brasileira de Endocrinologia e Metabologia (SBEM). Autora do livro "O Essencial em Endocrinologia".

SOBRE OS EDITORES

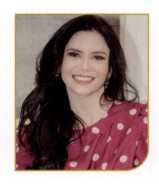

▶ Tassiane Alvarenga

Formada em Medicina pela Universidade Federal de Uberlândia (UFU). Residência de Clínica Médica pela Escola Paulista de Medicina da Universidade Federal de São Paulo (UNIFESP-EPM). Residência em Endocrinologia pela Universidade de São Paulo (USP). Título de especialista em Endocrinologia e Metabologia pela Sociedade Brasileira de Endocrinologia e Metabologia (SBEM). Certified Lifestyle Medicine Physician pelo International Board Lifestyle Medicine(IBLM). Idealizadora do Projeto Médicos na Cozinha.

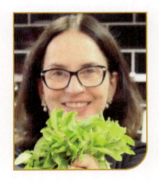

▶ Tutu Galvão Bueno

Graduada em nutrição pelo Centro Universitário São Camilo, tem o título de especialista em Medicina do Estilo de Vida pelo *Internacional Board of Lifestyle Medicine* e pelo Colégio Brasileiro de Medicina do Estilo de Vida. Aprimorou em transtornos alimentares pelo Instituto de Psiquiatria do Hospital das Clínicas, da Faculdade de Medicina da Universidade de São Paulo, é certificada em FODMAPs pela Monash University, da Austrália, e pós-graduada em nutrição aplicada ao exercício físico pela USP. Trabalha com planejamento de cardápio e treinamento de cozinheiras, e é certificada em coaching de culinária pela Escola de Medicina de Harvard e *Institute of Lifestyle Medicine*. É nutricionista e chef do projeto Médicos na Cozinha e co-editora do livro Médicos na Cozinha.

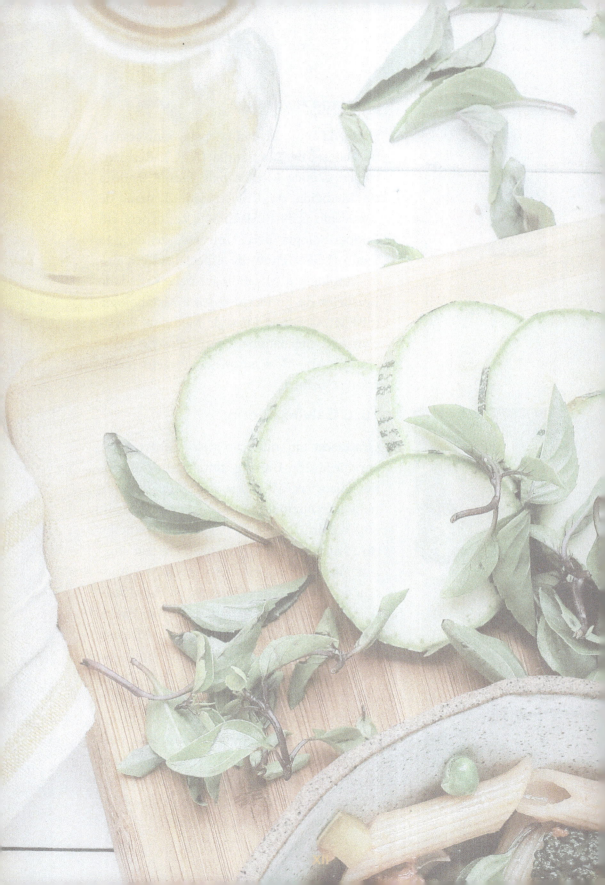

AGRADECIMENTOS

Guimarães Rosa escreveu que "Deus nos dá pessoas e coisas, para aprendermos a alegria...Depois, retoma coisas e pessoas para ver se já somos capazes da alegria sozinhos... Essa... a alegria que ele quer."

E foi o Dr. Aécio Gois que nos apresentou esse texto tão lindo, logo antes de toda a equipe dos "Médicos na Cozinha" começar a primeira disciplina optativa de Medicina Culinária para os estudantes de medicina da UNIFESP, no final de 2021.

Professor Áecio, obrigada por todo apoio, confiança e parceria. Obrigada por ser nosso espelho de fé. Foi por meio do seu olhar acolhedor, da sua escuta atenta e do seu enorme coração, que conseguimos mais uma vez colocar no mundo as nossas idéias de saúde, bem estar e estilo de vida saudável. É com extrema alegria que dedicamos este livro a você!

E dedicamos este livro também à memória da nossa primeira chef de cozinha, Felicia Figliuolo. Continuamos firmes no nosso propósito de unir cada vez mais a ciência da medicina com a arte da culinária!

Equipe dos Médicos na Cozinha

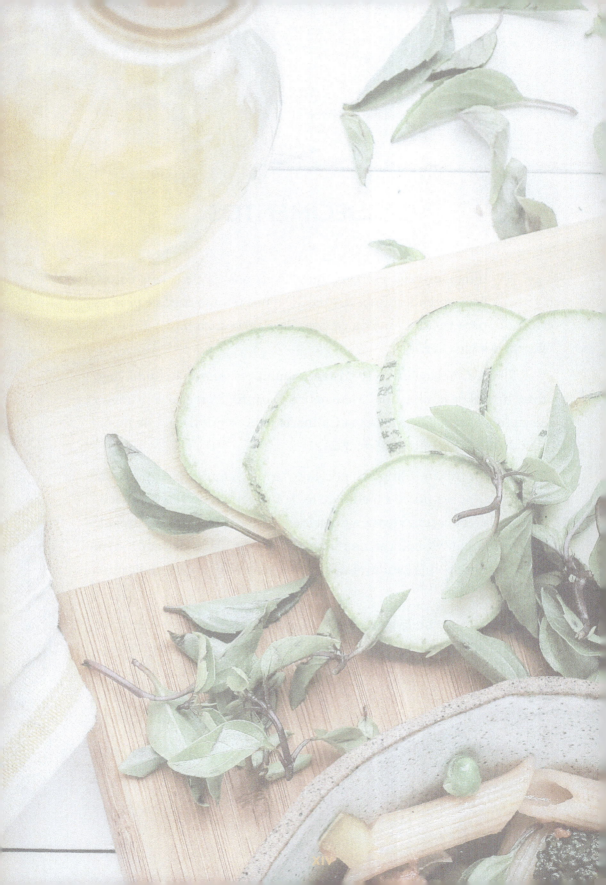

PREFÁCIO

Assim que li *Construindo caminhos para o emagrecimento saudável,* senti uma emoção que, presumo, todo leitor terá. Emagrecer é assunto que aparece nas mídias sociais com todos os vieses possíveis e alguns até inacreditáveis. Ter uma obra amparada pelo conhecimento científico como esta, me deixa entusiasmada, uma vez que a obesidade é a doença que pesquiso e estudo há tantos anos.

A forma didática, clara e atraente com que os assuntos são abordados traz reflexões importantes sobre as causas do excesso de peso, que vão muito além da visão simplista do "comer mais e gastar menos calorias", ampliando o conhecimento do leitor sobre tantos fatores que afetam o peso corporal, como genética, biologia do comportamento alimentar, qualidade do sono e até emoções.

Ao longo do livro, são ensinadas técnicas para encontrar a motivação necessária para a grande mudança. Ao mesmo tempo, o leitor tomará conhecimento dos tratamentos médicos para a obesidade, aprenderá métodos comportamentais para lidar com recaídas e dicas para manter a perda de peso ao longo do tempo.

Sem abandonar a profundidade que o tema exige, o cuidado e o esmero dos autores são notados ao final de cada capítulo quando aparece um desafio para o leitor, oferecendo um apoio através de uma deliciosa receita, seguida de dica culinária e informação nutricional relevante. Isto se constitui num diferencial da obra.

É para mim uma grande felicidade recomendar esta leitura, pois conheço a qualidade dos autores. É muito gratificante ver o sucesso e o bom caminho seguido por médicas, que foram minhas brilhantes alunas durante a Residência Médica em Endocrinologia da Faculdade de Medicina da USP.

Dra. Cintia Cercato
Endocrinologia & Metabologia. Professora da disciplina de Obesidade da Pós-Graduação da USP. Membro da Sociedade Brasileira de Diabetes. Diretora do Departamento de Obesidade da Sociedade Brasileira de Endocrinologia e Metabologia (SBEM).

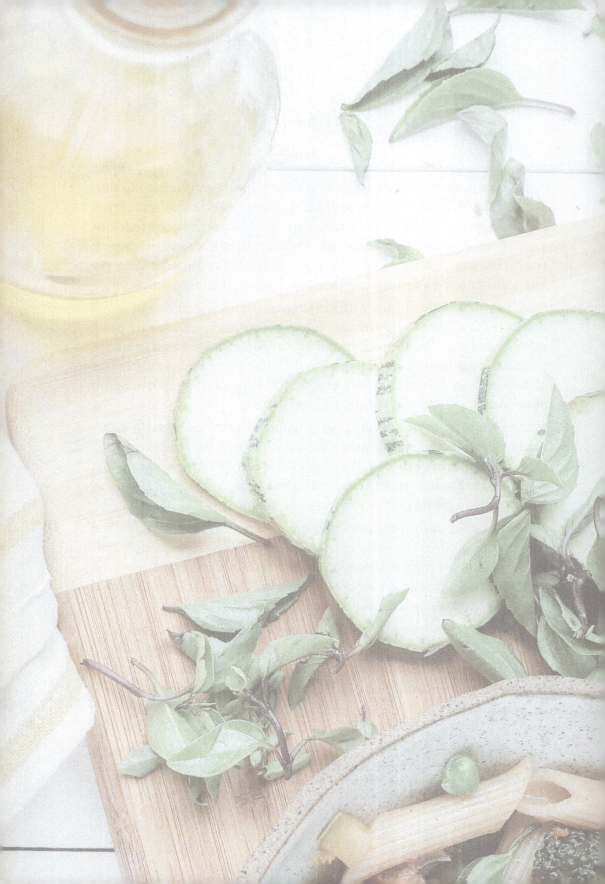

SUMÁRIO

1. Dosando suas expectativas: o que é obesidade e como ocorre o processo de emagrecimento? 1
   Tassiane Alvarenga

2. Descascando os seus comportamentos alimentares 23
   Paula Pires

3. Devorando suas emoções – entenda como a ansiedade, a depressão e o sono podem influenciar no seu peso na prática 45
   Daniel Martinez e Nicole Tenenbaum

4. Revelando os ingredientes para uma alimentação saudável......... 61
   Marcela Rassi

5. Aquela porção que não pode faltar: atividade física 93
   Andrea Abbud

6. Traçando planos de mudança de estilo de vida e aprendendo a lidar com lapsos e recaídas 119
   Marina Cunha Silva Pazolini

7. Utilizando seus melhores utensílios para lidar com as dificuldades na perda e manutenção do peso 147
   Ghina Machado

8. E quando a receita está perfeita, mas você não consegue seguir?.. 165
   Patricia Sales

9. Peneirando a cirurgia bariátrica 191
   Ana Elisa Evangelista Alcântara e Larissa Pereira Marcon

10. Emagreci e agora? Um banquete de dicas para manter o peso perdido e driblar o efeito sanfona 211
    Marilia Cardoso

11. Mitos e verdades... 229

    Receitas
    Adriana Katekawa, Juliana Watanabe e Tutu Galvão Bueno

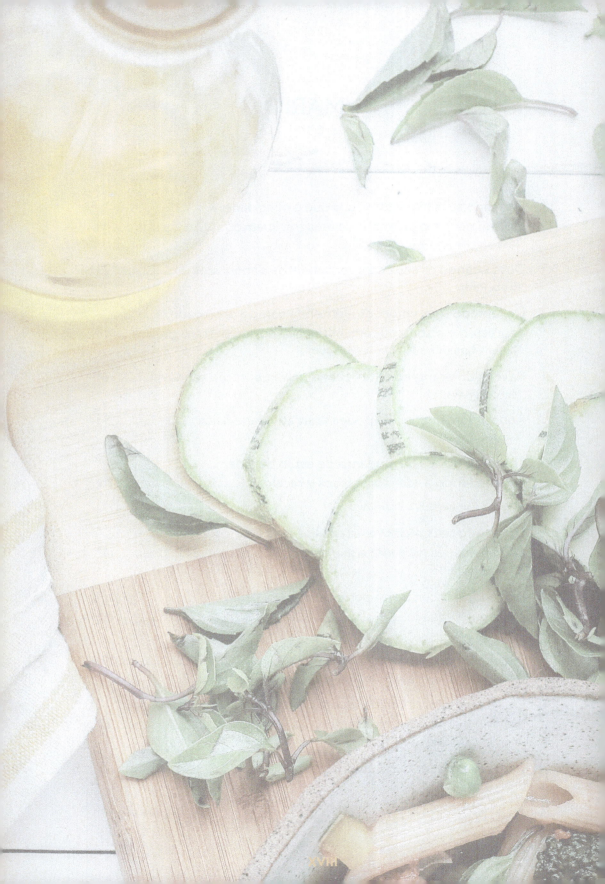

1

DOSANDO SUAS EXPECTATIVAS: O QUE É OBESIDADE E COMO OCORRE O PROCESSO DE EMAGRECIMENTO?

Tassiane Alvarenga

> *"A Obesidade é uma doença real que acomete pessoais reais, que merecem cuidados reais"*

Nosso corpo foi construído para armazenar gordura para tempos de escassez de alimento, pois isso era necessário há milhares de anos. Mas, hoje, tudo mudou, vivemos em um mundo onde há mais comida do que o suficiente, alimentos com alta densidade calórica e facilmente disponíveis. Dormimos menos, tornamo-nos cada vez mais estressados, ansiosos e sedentários e como consequência da associação desses fatores, o sobrepeso e a obesidade tornaram-se uma epidemia mundial.

O objetivo deste capítulo é explicar o que é obesidade, os desafios envolvidos na perda de peso e, também, discutir os conhecimentos e as evidências que justificam a complexidade em manter o peso perdido.

Qualquer um que já tenha estado de dieta pode dizer que perder peso é um trabalho duro e manter o peso perdido é ainda mais difícil. Você concorda? Apenas 20% das pessoas que perdem peso mantêm suas perdas por mais de 1 ano. Entretanto com as ferramentas certas, medicações — quando necessário e indicadas —, e com os pilares para uma verdadeira mudança de estilo de vida, perdas duradouras são possíveis.

Por muitos e muitos anos a obesidade foi vista como uma condição relacionada às escolhas do estilo de vida, e emagrecer se resumia a uma simples equação (Figura 1.1).

COMER MENOS + EXERCITAR-SE MAIS

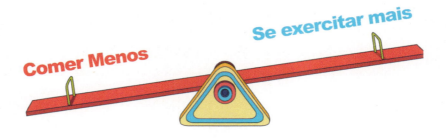

FIGURA 1.1. Equação para o emagrecimento.

Falar para uma pessoa com obesidade que ela precisa apenas parar de comer e exercitar-se é como simplesmente falar para uma pessoa com miopia que ela precisa enxergar melhor.

Não é uma questão apenas de esforço e força de vontade, mas uma questão particular de cada indivíduo. Envolve genética, comportamento, biologia, química, hormônios da fome *versus* da saciedade, alimentação, exercício físico, sono, estresse e influências sociais. O atual ambiente obesogênico contribui, mas não é a única causa e controlá-lo não seria a única solução. Acreditar e defender que a solução para a obesidade é simples e resume-se a comer menos e exercitar-se mais, acaba gerando mais preconceito e estigmatização dessa doença, pois o paciente passa a ser visto como "acomodado" ou "sem força de vontade". Precisamos, nós profissionais de saúde e também os próprios pacientes, mudar nosso *mindset* para otimizar e humanizar o tratamento da obesidade.

AFINAL, O QUE É A OBESIDADE?

Obesidade é muitas vezes o que a gente não vê. A obesidade é uma doença e não deve ser medida e avaliada apenas como um número, um índice de massa corporal, uma circunferência abdominal ou um percentual de gordura corporal. A obesidade é sobre cada paciente como um ser humano único, que tem sua história, sua herança genética, seu trabalho, sua família, suas crenças, seus medos e suas angústias.

Representa na verdade um quebra-cabeça complexo que nem mesmo a ciência entende e conhece completamente.

No sentido literal da palavra, pode-se dizer que obesidade é um acúmulo excessivo de gordura que apresenta risco à saúde. O tecido adiposo é visto, hoje, como um grande órgão endócrino, pois produz uma infinidade de substâncias de importância sistêmica capazes de regular o metabolismo energético das células. Além disso, possui outras funções importantes:

- **mecânica/estrutural:** fornece proteção aos ossos e aos órgãos internos, além de servir como uma capa térmica protetora contra a perda de calor para o ambiente;
- **metabólica:** funciona como um grande reservatório de energia.

De acordo com a Organização Mundial da Saúde (OMS), a obesidade é definida por um índice de massa corporal (IMC) ≥ 30 kg/m². O IMC é calculado dividindo-se o peso do paciente pela sua altura elevada ao quadrado. Outra forma de avaliar o acúmulo de gordura é por meio da medida da circunferência abdominal. Estudos mostram que a circunferência abdominal, marcador de gordura visceral, é um preditor independente de risco para doenças do coração. De acordo com a *International Diabetes Federation* (IDF) e a *American Heart Association* (AHA), os valores de corte para circunferência abdominal são: > 80 cm para mulheres; > 94 cm para homens europeus e > 90 cm para homens sul-americanos.

ENTENDENDO ESTE TAL DE HIPOTÁLAMO:

Primeiramente, vamos entender por que perder peso é tão difícil.

O hipotálamo é um "pequeno/grande" centro regulador de diversas funções vitais do nosso corpo, como temperatura, fome, sede, respiração e, também, do apetite, do peso e do gasto energético. Para evitar que qualquer redução dos alimentos nos leve a morrer de desnutrição, ele controla nossa ingestão alimentar e nosso gasto energético. Esse centro funciona como se fosse uma balança interna (um sensor ou termômetro) que detecta alterações do nosso peso. De modo interessante, o hipotálamo tem memória em relação ao peso, armazenando como referência o nosso peso mais alto, e entende que "defender" esse peso é necessário para manter o nosso corpo funcionando bem, caso contrário, a nossa saúde estaria em risco.

Muitas vezes, o ser humano é capaz de burlar esse sistema, pois pode se alimentar mesmo sem sentir fome, apenas pelo prazer de comer mais (gula ou recompensa positiva) ou para promover o alívio de suas emoções como ansiedade, tensão, depressão ou qualquer outro sentimento. De fato, estudos indicam que o consumo de dietas muito calóricas, ricas principalmente em gordura saturada, danificam estrutural e funcionalmente neurônios hipotalâmicos que estão envolvidos na regulação do apetite, promovendo uma inflamação do hipotálamo, ativando as vias da fome e inibindo as vias da saciedade. Imagine que é como se o hipotálamo ficasse machucado e ávido por alimentos calóricos e que engordam.

Por isso, quando começamos um plano de emagrecimento com dieta restrita em calorias (seja ela qual for) e atividade física, começamos a emagrecer e o hipotálamo envia sinais para o nosso corpo para aumentar o apetite e diminuir o metabolismo, ou seja, tenta de todo modo nos levar de volta ao peso original.

Na busca por sobrevivência, o corpo é auxiliado por hormônios "teimosos" que fazem de tudo para estimular o reganho do peso perdido.

POR QUE AMAMOS COMER?

Somos levados a comer por três motivos principais:

- **fome:** é uma sensação fisiológica que nos faz procurar e ingerir alimentos para satisfazer as necessidades diárias de nutrientes;
- **gula:** é o ato de comer apenas por prazer e, muitas vezes, em uma maior quantidade do que é necessário (sensa-

ção de estar cheio e continuar comendo). Todos nós temos experiências, fatores emocionais, influências sociais e condicionamentos (um modo de aprendizagem) que afetam a ingestão de alimentos. A gula acontece quando, muitas vezes, já estamos cheios e continuamos comendo;

► **ansiedade:** muitas vezes o estresse, a preocupação excessiva com algum problema, tarefa ou desafio estimula o ato de comer como uma fonte de recompensa ou como uma válvula de escape. E acabamos buscando alimentos calóricos, ricos em açúcar e gordura, que aumentam de modo transitório o nível de serotonina no cérebro, como doces, quitutes, chocolate, pizza e massas.

ENTENDENDO NOSSOS HORMÔNIOS E O NOSSO PESO

O organismo humano dispõe de uma complexa rede de comunicação entre o cérebro, o estômago, o intestino e o tecido adiposo, que serve para você tentar adequar ao máximo sua ingestão de alimentos às suas reais necessidades. Para tentar determinar como deve estar o apetite do indivíduo em cada momento, o hipotálamo utiliza informações que vêm da "periferia" (estômago, intestino, tecido adiposo, fígado, pâncreas, sangue etc.), as quais indicam como está o nível de energia do organismo. O cérebro também utiliza informações provenientes dos centros cerebrais corticais, como visão, olfato, paladar, memória. Tudo isso é processado para tomarmos a decisão: vou comer ou não vou comer.

A leptina é um hormônio produzido pelo tecido adiposo que representa o estoque de gordura de todo o organismo, e, assim, atua inibindo as vias da fome e ativando as vias da saciedade. Quando um indivíduo perde peso, ocorre redução dos níveis de leptina, como um modo de estimular o apetite, reduzir o gasto energético e proteger o organismo da desnutrição.

Por outro lado, a grelina é um hormônio produzido pelo fundo gástrico quando o estômago está vazio. Portanto, exerce a função de sinalizar ao hipotálamo a ausência de comida, estimulando a sensação de fome e interferindo diretamente no número e no volume da refeição. Vale a pena ressaltar que esse é o único hormônio periférico com a função de aumentar o apetite. Com o emagrecimento ocorre aumento de grelina.

A MINHA GENÉTICA É O MEU DESTINO?

Estudos mostram que 50% do peso corporal são determinados geneticamente e que existem mais de 300 genes ligados à regulação do peso em humanos. Além disso, algumas pessoas parecem ganhar peso mais rápido que outras e a razão pode ser genética. Em geral, se ambos os pais ou outros parentes próximos têm sobrepeso, há uma probabilidade muito maior de desenvolver obesidade em comparação com alguém sem histórico familiar de obesidade.

Entretanto a biologia e o DNA não representam um destino. O principal a entender é que, apesar de não ser possível mudar os genes, é totalmente possível adotar um estilo de vida saudável, "controlar" o ambiente e conquistar novos hábitos, e, se necessário, usar remédios para melhorar a "química cerebral" do apetite.

O AMBIENTE OBESOGÊNICO

Nos últimos 40 anos o consumo médio diário de calorias subiu aproximadamente em 217 calorias para mulheres e 491 para homens.

CONSTRUINDO CAMINHOS PARA O EMAGRECIMENTO SAUDÁVEL

O ambiente obesogênico é caracterizado por:

- **comida barata e porções cada vez maiores:** o preço é um dos fatores mais poderosos a influenciar a alimentação. Essa pode ser só uma das razões pela qual o peso médio de um adulto é 13 kg a mais do que há meio século. Até mesmo o tamanho dos pratos aumentou – um prato médio foi de 25 para 30 cm, um aumento de 44% em área de superfície. Um estudo mostrou que quando uma maior porção foi servida, os voluntários ingeriram 30% a mais de comida do que quando uma menor porção foi oferecida, porém não houve maior saciedade, mostrando a influência do tamanho da porção no impulso de comer;

- **estresse:** o estresse é inevitável e faz parte da vida. O excesso de cortisol (hormônio do estresse), relacionado ao estresse crônico, aumenta o apetite, aumenta o depósito de gordura abdominal e visceral e influencia na preferência por alimentos de alta densidade calórica (comida conforto);

- **o fator tecnológico:** pessoas que passam 8 ou mais horas por dia olhando para telas têm 92% mais de chances de desenvolverem obesidade do que as que passam menos de 4 horas;

- **sono insuficiente:** quanto menos você dorme, maior a probabilidade de você ganhar peso. Isso se mostra em um estudo realizado, em 2011, em três regiões da Coreia do Sul, onde instituíram o toque de recolher às 22:00 para adolescentes em institutos de educação privados. Com isso, houve aumento nas horas de sono dos adolescentes. Avaliando os resultados, após alguns anos, viu-se que cada hora a mais de sono foi associada a uma redução de IMC de 0,56 kg/m^2 e uma redução do risco de obesidade ou sobrepeso de 4,2%. A ligação parece especialmente mais forte em crianças, de acordo com uma revisão publicada na revista *Obesity*. A falta de sono tende a desregular hormônios que controlam a fome e a saciedade. Por exemplo, há níveis mais altos de grelina (hormônio da fome) e mais baixos de leptina (hormônio da saciedade) quando você está em privação de sono. Você também sente mais atração por comidas com muito açúcar para aumentar sua energia, e sente-se menos motivado para o exercício físico, já que está cansado.

▶ **Aumento do número de refeições:** o número de refeições, incluindo-se lanches intermediários, aumentou muito, junto com o aumento da obesidade. O interessante é que, embora os lanches tenham aumentado, a quantidade de calorias nas refeições principais não se reduziu.

Revisitando a sua alimentação: a melhor dieta existe?

 E SERÁ QUE A MELHOR DIETA EXISTE?

Hoje já temos diversos estudos científicos que mostram que não existe uma dieta que seja superior a outra em relação à perda de peso. O mais importante não é exatamente qual dieta foi seguida, mas, sim, a adesão a ela em longo prazo. Isso porque as evidências mostram que "caloria é caloria", ou seja, dietas isocalóricas (mesma quantidade de calorias) e de diferentes constituições, predominantemente carboidrato, gordura ou proteína, mas de **boa qualidade nutricional**, não determinam maior ou menor perda de peso. Um estudo recente, publicado no JAMA (*The Journal of the American Medical Association*), comparou dietas pobres em carboidratos com dietas pobres em gordura para perda de peso, e a conclusão principal evidenciou perda semelhante nos dois grupos (ambos os grupos receberam orientações sobre alimentação saudável com o mínimo de industrializados). O grupo *low carb* consumia poucos cereais industrializados, bolachas e pães, e o grupo *low fat* consumia poucos embutidos, carnes e queijos gordurosos.

O sucesso de uma intervenção dietética depende de uma adesão em longo prazo. Dietas pobres em carboidratos, em geral, levam a maior saciedade e acabamos por comer menos. Por outro lado, dietas pobres em gorduras restringem muitos alimentos calóricos e também podem ser úteis. Mas, e no longo prazo? Você consegue viver com pouco carboidrato? Consegue se restringir mais e comer pouca gordura? Essa resposta é dada individualmente. O estudo mostrou que testes genéticos e níveis de insulina também não diferenciaram bem os grupos, mostrando que a adesão é o ponto-chave. Quando se faz dieta dentro de um ambiente totalmente controlado, o que determina a perda de peso é o número de calorias, e não a composição.

Hoje há várias dietas populares: *low carb*, mediterrânea, DASH, *plant-based*, paleolítica etc. Quando analisamos, apesar de diferentes em alguns aspectos, todas elas têm alguns pontos em comum: preconizam a ingestão de muita fibra; o consumo de gorduras de boa qualidade; são predominantemente à base de vegetais; com uma boa variedade de alimentos e controle das calorias consumidas. Além disso, todas elas orientam reduzir o consumo de açúcar, alimentos ultraprocessados, *fast food*, pois são ricos em calorias, mas muito pouco nutritivos. Ou seja, todas elas focam em comida de verdade!

Já temos vários estudos evidenciando que o consumo de alimentos ultraprocessados pode facilitar o sobrepeso e o desenvolvimento da obesidade, pois são tipicamente ricos em calorias, sal, açúcar e gordura, além de terem um possível impacto no aumento do apetite, levando a um comportamento alimentar patológico. Além disso, acredita-se que eles possam interromper a sinalização intestino-cérebro, influenciando o reforço alimentar e a ingestão geral por meio de mecanismos distintos da palatabilidade ou densidade energética dos alimentos.

Portanto, o segredo realmente reside na qualidade global da alimentação e em como cortar calorias de uma maneira saudável e viável para a saúde. Cada paciente deve ser estimulado a encontrar o seu caminho, o seu possível, e a sua dieta: cada panela tem a sua tampa. Vamos descobrir qual é a sua?

EXERCÍCIO FÍSICO REALMENTE EMAGRECE?

A atividade física é o mais variável componente do gasto energético total de um indivíduo. Estudos mostram que nos últimos anos vivenciamos uma redução de cerca de 100 kcal/dia, relacionada ao comportamento do homem do século XXI.

Desde 1993, um banco de dados americano conhecido como *National Weight Control Registry* (NWCR) coletou informações de mais de 10 mil pessoas que perderam peso com sucesso (pelo menos 13 kg) e, o mais importante, que mantiveram esse peso perdido por mais de 1 ano. O grande objetivo desse estudo, publicado na *Obesity*, uma das revistas de maior impacto no estudo da obesidade, foi avaliar quais fatores de sucesso estão relacionados à manutenção do peso perdido.

Ser fisicamente ativo é um dos principais fatores preditivos de manutenção e 90% das pessoas que conseguiram manter o peso perdido eram fisicamente ativas. De acordo com esse estudo, os pacientes que tiveram sucesso realizavam cerca de 300 minutos de exercício por semana. É totalmente possível emagrecer sem ser ativo fisicamente, porém é difícil sustentar esse peso perdido sem realizar atividade física com frequência, e, muitas vezes, na fase de manutenção é necessário aumentar a carga de exercícios.

Além disso, é importante entender que exercício é movimento e estimular a prática de atividade física não programada, como caminhar até o trabalho, subir escadas, contar os passos por meio de aplicativos, ou seja, mover-se.

Fazer uma atividade física prazerosa é relevante para o sucesso da perda e manutenção do peso. Um estudo publicado em 2017 avaliou 58 adultos com IMC semelhante que foram randomizados em dois grupos: um submetido a exercícios impostos e o outro com livre escolha da atividade física. Apesar de ambos os grupos terem tido o mesmo gasto calórico e a mesma percepção do apetite após o exercício, o aporte energético e o consumo de alimentos não saudáveis foram significativamente maiores no grupo com exercícios impostos.

EU JÁ TENTEI DE TUDO...

Então proponho um desafio. Acredito sim que você já tenha tentado fazer várias dietas e vários programas de exercício. Mas desta vez vamos fazer diferente. Toda história de perda de peso tem começo, medo e sim.

Você será o personagem principal deste tratamento e acredite, conhecimento é poder e nada traz mais sucesso do que o sucesso. Vamos usar a palavra E-M-A-G-R-E-C-E-R para traçar um roteiro.

EMAGRECER

1. **E**ntendimento: Entenda o que é obesidade e como ocorre o processo do emagrecimento.

- ▶ Você já deve ter ouvido falar que a obesidade é uma doença crônica. Mas afinal o que isso quer dizer? Uma doença crônica é "um estado de saúde alterado que não pode ser curado com uma simples intervenção cirúrgica ou com um tratamento médico de curta duração".
- ▶ Ou seja, o seu tratamento, seja ele qual for, será para sempre.
- ▶ Fique *expert* em hipotálamo!

2. **Metas:** Em cada fase do processo de emagrecimento é importante definir metas de curto e longo prazos. No início da perda de peso, tudo funciona como se fosse uma lua de mel e é comum o paciente se apaixonar pelo processo, pela dieta, pelo exercício e por toda a transformação que está vivenciando. Mas vai ser fundamental casar com esse novo peso. E assim, como o casamento, a rotina é desafiadora.

- ▶ A definição de metas SMART vem do acrônimo em inglês de metas que sejam: *specific, measurable, action-based, realistic, time-bound*. Ou seja, para facilitar seu entendimento e execução as metas devem ser específicas, mensuráveis, baseadas em ações (e não em resultados), realistas e desenhadas em um tempo específico.
- ▶ Por exemplo, se uma pessoa tem como objetivo emagrecer, não é proveitoso colocar como meta "perder alguns quilos". Essa generalização não estimula ações que de fato levam ao objetivo final. Uma meta SMART seria:

Vou fazer uma dieta equilibrada de 1.000 kcal, dividida em 4 refeições por 3 meses.

Qual será a sua meta SMART?

3. Autoconhecimento

Vamos mergulhar em uma jornada de autoconhecimento. Hipócrates, o pai da Medicina, já dizia: "é mais importante conhecer o doente do que o tipo de doença que ele sofre". Como o seu médico vai te conhecer, se nem você mesmo se conhece?

Busque dar sentido a essa jornada de emagrecimento.

O que importa para você? O que você tem feito por você e para você? Por que você quer ser saudável? E se você fosse tirar um extrato da sua saúde, como estaria a conta? O que você pode melhorar para viver a vida com mais alegria? Você está comendo por fome, gula ou ansiedade? Ou tudo junto e misturado?

4. Gratidão

Durante este processo tente em qualquer horário do dia fazer um diário de gratidão. Escreva três coisas pelas quais você é grato.

5. Respeite a obesidade como uma doença crônica e ajuste as suas expectativas.
Considera-se sucesso no tratamento da obesidade a habilidade de atingir e manter uma perda de peso clinicamente significativa que resulte em efeitos benéficos sobre doenças associadas, como diabetes tipo 2, esteatose hepática (gordura no fígado), hipertensão, dislipidemia (colesterol alto). Uma perda de peso de 5-10% (ou seja, um paciente de 70 kg deve perder no mínimo 3,5-7 kg) é um critério mínimo de sucesso, pois leva à melhora destas doenças.

6. Escolha um *Accountability*:

Existe um termo conhecido em inglês como *Accountability* que pode significar responsabilidade ou prestação de contas ou até "apoio". No tratamento de doenças crônicas ou na mudança de hábitos e de estilo de vida, estudos sugerem que é importante você ter alguém para relatar sua evolução, para ser seu guia e ponto de apoio. Tudo indica que ter alguém para relatar o seu caminho mantém você mais consistente e motivado. Muitas vezes, se você sabe que tem alguém ali, esperando pela sua mudança e te apoiando nisso, você consegue se manter no caminho. Em essência, esse processo de prestação de contas a alguém, cria consistência e, na mudança de estilo de vida ou no tratamento de alguma doença crônica, como obesidade e diabetes, se você não for consistente, dificilmente atingirá seus objetivos de construir uma vida saudável. Essa pessoa pode ser um amigo, um familiar, o seu médico, o *personal trainer*, o nutricionista, o psicólogo. Agora, o mais importante é saber que *accountability* não significa punição. A diferença aí é substancial, porém muita gente confunde esses conceitos facilmente. A prestação de contas capacita as pessoas, a punição faz o oposto. Punição é imposta. A prestação de contas flui do engajamento e envolvimento desse relacionamento de apoio mútuo. Já se sabe que a punição é uma estratégia ineficaz para a mudança de comportamento. A autodeterminação e a motivação intrínseca são bem mais importantes.

7. **Comemore** as pequenas vitórias e sempre se automonitore por meio da balança, de aplicativos. Consistência é mais importante que perfeição!!! Pesquisas mostram que de todas as formas de motivação humana, a mais efetiva é o progresso. Assim, cada quilo perdido deve ser comemorado e você não "precisa ver a escada inteira, apenas subir o primeiro degrau". O sucesso em longo prazo depende de constante vigilância do nível de atividade física e do controle da ingestão calórica, além de outros fatores, como apoio social, familiar e automonitoração. Outro fator preditor de sucesso de altíssima relevância é a frequência das visitas ao profissional de saúde. Um dos maiores estudos já feitos com mudanças de estilo de vida, o *LOOK AHEAD*, mos-

trou que ir em 100% das visitas agendadas estava associado a uma perda de peso de 11%, contra 7,5% de quem ia a 82% das visitas e apenas 4,5% de quem ia a metade das visitas.

8. **Emagreça** a sua mente.

Pesquisadores da Universidade de Yale testaram essa teoria ao oferecer para voluntários um *shake* de 380 calorias em duas ocasiões separadas. Mesmo que os pesquisadores soubessem que a quantidade de calorias de todos os *shakes* era igual, disseram aos voluntários que eles estavam bebendo um *shake* de 620 calorias em uma ocasião, e, em outra, que estavam bebendo um *shake* de 140 calorias. Após cada *shake*, os pesquisadores mediram os níveis de grelina dos participantes. Surpreendentemente, quando os voluntários pensavam estar bebendo o *shake* mais calórico, seus níveis de grelina (hormônio da fome) caíram abruptamente. No entanto, quando beberam o *shake* que acreditavam ter menor quantidade de calorias, seus níveis de grelina se mantiveram estáveis, demonstrando menor saciedade. A grande mensagem desse estudo é que, além de modular comportamentos, a mente também é capaz de influenciar a química hormonal da regulação do apetite. Logo, para emagrecer o corpo é fundamental emagrecer a mente.

9. **Remédio** é para Remediar. Um paciente engajado em um programa de perda de peso tem três vezes mais chance de atingir um resultado significativo, e mais de 80% dos pacientes com diagnóstico de obesidade, mesmo que altamente motivados, falham em conseguir perder peso apenas com dieta e atividade física. Assim, um bom tratamento medicamentoso como coadjuvante e sempre associado a mudanças de estilo de vida pode ser uma ótima "muleta "para auxiliar a pessoa com obesidade em todo o processo. Sempre serão avaliadas as indicações, contraindicações, os riscos e benefícios, respeitando a individualidade de cada um. Lembrando que

não se deve, nunca, fazer o uso da automedicação e você precisa de um médico para chamar de seu e acompanhar-lhe nessa jornada. O tratamento farmacológico não substitui as estratégias dietéticas e comportamentais, apenas as complementa para aumentar a taxa de sucesso. Fuja de fórmulas milagrosas, pois não existe nenhuma pílula mágica que conserte um estilo de vida ruim.

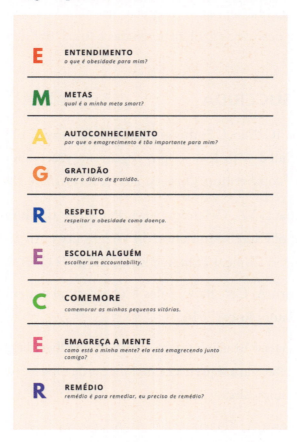

CONCLUSÃO

Nos próximos capítulos vamos mergulhar mais profundamente em cada um destes temas para que todos possam compreender que a obesidade é um quebra-cabeça complexo que nem mesmo a ciência entende e conhece completamente, e que a manutenção do peso perdido é um processo ativo e normalmente mais difícil do que a própria fase de perda de peso. As razões para isso são biológicas, baseadas em aspectos hormonais, como o aumento da fome e a redução do gasto energético. Entenda que o tratamento não termina ao atingir o peso ideal (ou possível). Muitos desafios ainda estão por vir. Encontrar a sua motivação aumenta a chance de sucesso e só existe um lugar para o médico e toda a equipe de profissionais de saúde nesse processo: ao seu lado. E que a mensagem principal seja que emagrecer não tem a ver com perder quilos e quilos de peso, mas ganhar toneladas e toneladas de vida.

Leitura sugerida

1. Kerns JC Guo J, Fothergill E, et al. Increased physical activity associated with less weight regain six years after "the biggest loser" competition. Obesity. 2017;25(11):1838-1843.

2. Catenacci VA, Ostendorf DM, Pan Z, et al. The Impact of Timing of Exercise Initiation on Weight Loss: An 18-Month Randomized Clinical Trial. Obesity. 2019;27(11):1828-1838.

3. Halpern A, Cercato C, Sales P. O essencial em endocrinologia- São Paulo: Roca; 2016. .

4. Associação Brasileira para o Estudo da Obesidade e da Síndrome Metabólica. Diretrizes Brasileiras de Obesidade 2016. 4ª ed. São Paulo: Abeso; 2016.

5. Katekawa A, Teixeira de Gois AF, Naves B, et al. Médicos na Cozinha. São Paulo: Editora dos Editores; 2019.

→ O desafio

Procure incluir aveia como fonte de fibras em outros preparos, por exemplo, saladas, sopas, feijão, ou no café da manhã, sobre frutas, em panquecas, no mingau etc.

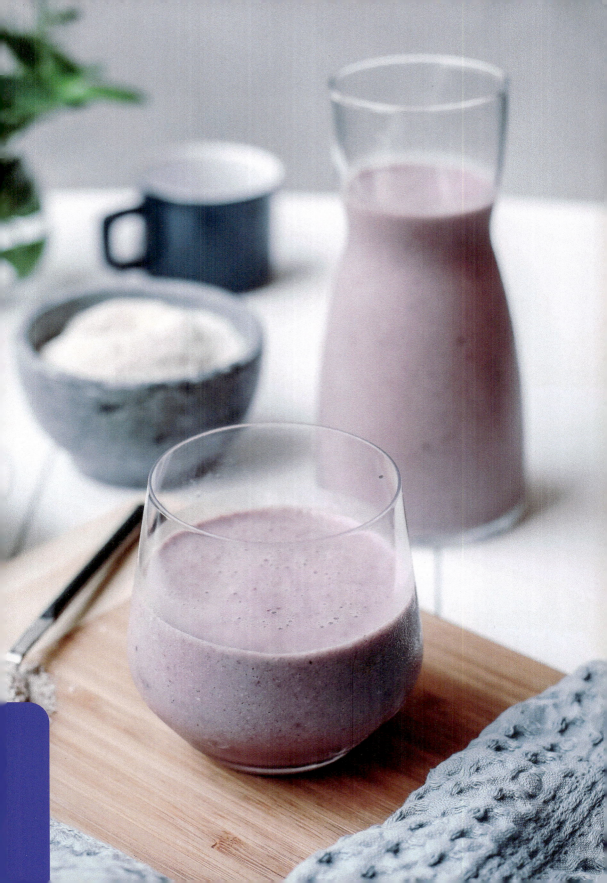

→ *A receita*

Adriana Katekawa | Juliana Watanabe | Tutu Galvão Bueno

Shake de frutas com farelo de aveia

Rendimento: 1 porção

Ingredientes:

- 1 banana madura congelada
- 10 a 15 morangos congelados
- 1 xícara (chá) de leite desnatado ou bebida vegetal de sua preferência
- ⅓ xícara (chá) de farelo de aveia
- 1 tâmara desidratada (sem caroço) picada

Modo de preparo: Bata todos os ingredientes, no liquidificador ou mixer, até que fique cremoso. Sirva em seguida.

- **Dica Culinária:** use uma banana bem madura na sua preparação. Dessa maneira, não será necessária a adição de açúcar.

- **Informação nutricional relevante:** o farelo de aveia é uma excelente fonte de betaglucana, uma fibra solúvel que auxilia na redução do colesterol total, atua na melhoria da resposta glicêmica e no gerenciamento de peso.

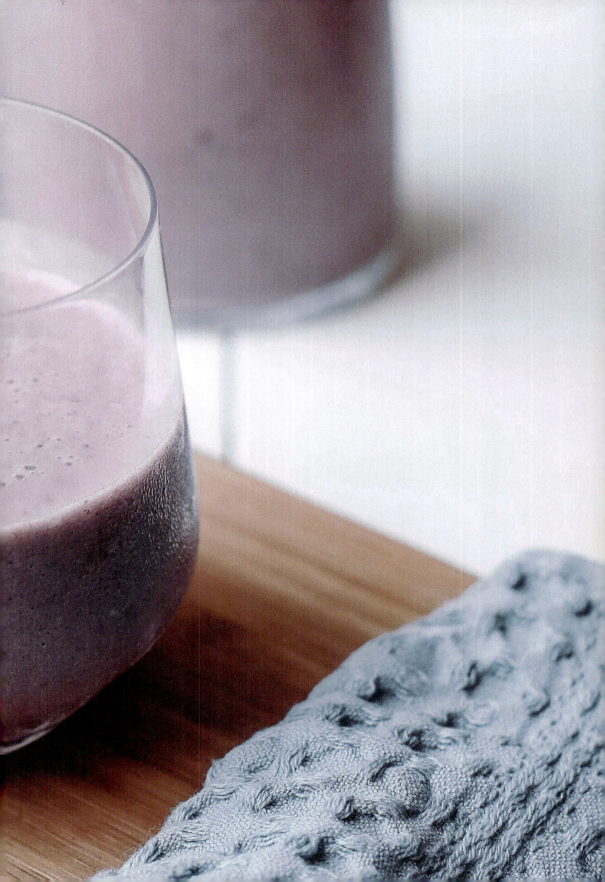

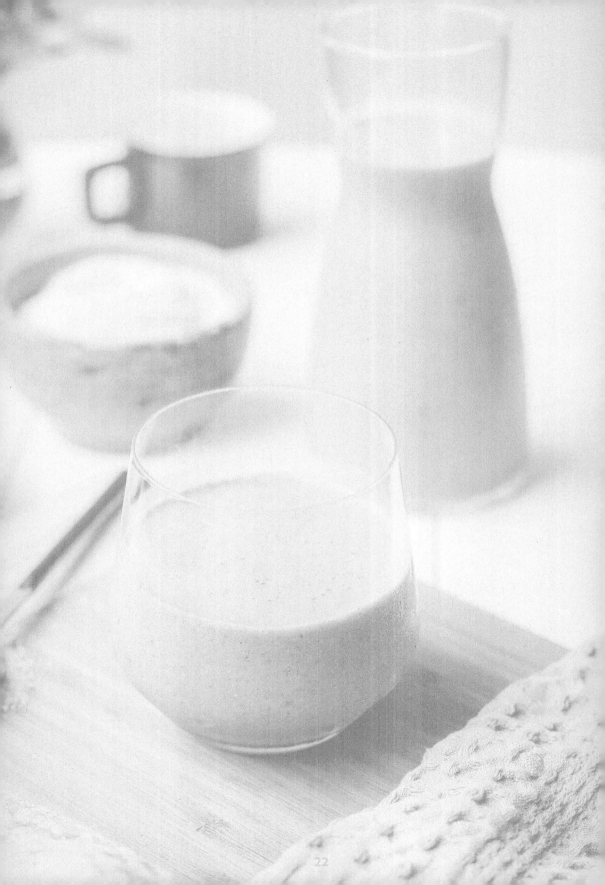

2
DESCASCANDO OS SEUS COMPORTAMENTOS ALIMENTARES

Paula Pires

> *"Se seu problema não for fome, comer não será a solução."*

Sabe aquele cafezinho com açúcar e bolo ou biscoito que tomamos toda tarde na pausa do trabalho? Ou aquele hábito de abrir a geladeira sempre que passamos pela cozinha? Isso pode ser um comportamento automático e inconsciente seu. Assim como aquele docinho de sobremesa todos os dias, o ato de beliscar antes de dormir, mesmo já tendo jantado, ou até mesmo aquela mania de só parar de comer quando o pacote acaba.

Os comportamentos das pessoas são resultados da interação de muitas variáveis, como genética, ambiente, cultura, família, psique etc. Muito do que fazemos no nosso dia a dia não envolve decisões bem pensadas e sim hábitos. O hábito é um comportamento que aprendemos e repetimos com frequência, muitas vezes sem pensar e de forma automática ou até mesmo inconsciente.

Ter alguém que nos aponte essas atitudes é essencial para que possamos tomar consciência do fato. O primeiro passo, então, para uma vida mais saudável é a consciência dos comportamentos alimentares que fazemos de forma automática, sem pensar. Depois de trazer esses comportamentos para a nossa consciência, é preciso entender as crenças e os afetos relacionados a eles e como esses hábitos foram construídos.

Se você está acima do peso, eu lhe convido a fazer uma reflexão sobre os seus hábitos alimentares ao longo desse capítulo. Queremos lhe ajudar a mergulhar dentro de si, refletir e encontrar essas respostas. É muito importante você saber que o foco do seu tratamento não deve ser apenas a perda de peso, pois as melhores estratégias para a saúde vão muito além de eliminar alguns quilinhos. Precisamos focar principalmente em promover a real mudança de comportamento, ajudando cada um a manter uma alimentação equilibrada e uma boa relação com a comida e com o seu corpo em longo prazo. O autoconhecimento é a chave para o sucesso.

Você vai perceber que assim que começar a identificar qual o tipo de comportamento alimentar que te leva a comer, e vamos te ensinar ao longo deste capítulo como fazer isso, você vai reduzir drasticamente o quanto você "desconta" outras questões, além da fome, na comida.

QUAIS OS TIPOS DE PADRÕES ALIMENTARES?

Quando alguém procura ajuda para perder peso, é necessário levar em conta a história pessoal, que é única e deve ser individualizada, e também os exames clínicos e laboratoriais, pois esse conjunto de informações vai nos ajudar a criar estratégias para o melhor tratamento.

O padrão alimentar é um dos itens que mais importam na história pessoal de cada um, e detalhadamente é importante avaliar em quais momentos estão os excessos e qual tipo de alimento está sendo consumido exageradamente. Traçar esse perfil ajuda a direcionar qual será o melhor plano alimentar e qual será o melhor tratamento medicamentoso, se ele for necessário.

1. **Hiperfágico prandial:** é aquela pessoa que geralmente não come fora de horário, mas que na hora da refeição come uma quantidade calórica muito importante. Os pratos são grandes e são ingeridas grandes quantidades e grandes volumes de uma só vez.

2. **Beliscador:** é a pessoa que come pequenas porções ao longo do dia, várias vezes ao dia. O tamanho das refeições não é tão grande, o que muitas vezes leva a pessoa a achar que ela não come tanto e que também não sente muita fome, mas muitas vezes ela não tem consciência de quantas calorias ingere ao longo do dia. Geralmente, guardam alimentos na bolsa, gavetas, carro. Beliscam enquanto estão cozinhando ou passam o dia todo mastigando alguma coisa.

3. **Padrão alimentar caótico:** são aquelas pessoas que não têm nenhum tipo específico de padrão alimentar. Ora alimentam-se de forma hiperfágica, ora de forma beliscadora, às vezes ficam longos períodos em jejum. Não se preocupam com os horários das refeições. Não têm nenhum tipo de organização ou de preocupação com a sua forma de alimentação, muitas vezes nem recordam o que comeram no dia

anterior, demonstrando o quanto não se atentam aos seus próprios hábitos alimentares.

4. **Comportamento alimentar sofisticado:** são pessoas que comem em horários regrados e alimentos muitas vezes até saudáveis, mas exageram nas calorias por elaborarem demasiadamente seu prato, com excesso de alimentos, como azeite, castanhas/nozes/uvas-passas, molhos feitos com óleos ou à base de queijo ou creme de leite. Por exemplo, aquela salada *gourmet*, com molhos, castanhas e queijos. As sobremesas também são super elaboradas, além dos vinhos, licor, entradas antes da refeição principal etc. Geralmente são pessoas que gostam de cozinhar e apreciam um bom restaurante. Exageram, no entanto, nas calorias por rebuscarem demais o prato.

5. **Ingestão excessiva de álcool:** muitas pessoas ingerem muito mais calorias na forma de álcool do que na forma de alimentos e, nestes casos, deve-se também prestar atenção ao risco de deficiências nutricionais, mesmo que o paciente esteja acima do peso.

6. **Padrão emocional:** são aquelas pessoas que comem apenas para aliviar certas emoções do dia a dia. E esses fatores emocionais servem de gatilho para a pessoa comer mesmo estando sem fome ou sem vontade, por exemplo: uma ansiedade repentina por comida diante de alguma situação difícil, com sensação de alívio no momento de comer.

▶ DESCASCANDO OS SEUS COMPORTAMENTOS ALIMENTARES

HORA DE REFLETIR, E AÍ: COM QUAL PADRÃO ALIMENTAR VOCÊ MAIS SE IDENTIFICA?

Podemos ter mais de um padrão alimentar e esses variarem ao longo da nossa vida, dependendo do nosso estado emocional, nosso nível de estresse e no caso de muitas mulheres, até mesmo uma variação mensal relacionada à famosa TPM (tensão pré-menstrual), quando ficamos hiperfágicas e beliscadoras, ou seja, com fome, gula e ansiedade.

PERSONALIDADES DE COMEDOR

Alguns especialistas também descrevem as "personalidades de comedor", leia atentamente e veja em qual personalidade você mais se encaixa:

1. **O "comedor cuidadoso":** é aquela pessoa que sabe muito sobre nutrição, alimentação saudável e saúde em geral. Gosta de monitorar a quantidade de alimentos e sempre tenta comer menos que o necessário, pois considera que essa é uma medida "saudável". Sempre olha rótulos, interroga os garçons nos restaurantes sobre os ingredientes das preparações, pesquisa muito na internet sobre assuntos relacionados a alimentação saudável e tem grande preocupação em saber tudo que está comendo.

2. **O "profissional em dieta":** é aquela pessoa que já testou e continua testando todas as dietas comerciais existentes. Está sempre em uma nova dieta, pois considera que a anterior falhou ou não funciona mais, sendo facilmente seduzida pela dieta do momento. Sabe tudo sobre regras e modismos alimentares. Mistura várias informações e cria até

conceitos próprios de dieta. As escolhas muitas vezes são feitas com o objetivo único de perda de peso e não de ter saúde ou prazer. Se não está seguindo uma dieta, está pensando ou pesquisando qual será a próxima. Ao mesmo tempo, sente-se muito frustrada com as dietas, não tendo o senso crítico de que a intensidade da vigilância e a falta de habilidade para lidar com as "transgressões" podem afetar a relação com a comida e impactar negativamente o corpo.

Muito provavelmente esse é o perfil de pessoa que ganha e perde peso toda hora, pois já fez milhares de dietas, mas não conseguiu encontrar um caminho sólido e consistente que fosse sustentável em longo prazo. Essa pessoa possivelmente tem uma relação conflituosa com a alimentação e não sabe identificar seus próprios comportamentos, colocando a "culpa" na dieta.

3. **O "comedor desatento":** é aquele que come e faz outras atividades ao mesmo tempo, como ver TV, ler, usar o computador, falar ao telefone, e essas outras atividades assumem o papel de maior importância naquele momento. É comum comer mesmo sem estar com fome ou não perceber a fome e ficar muitas horas sem comer, o que acaba levando a exageros. Possuem normalmente uma rotina caótica, sem horários e são pessoas muito ocupadas, o que os leva a comer "qualquer coisa" que esteja ali naquele momento e que seja rápido e fácil. Desconsideram os sinais físicos de saciedade e muitas vezes usam a comida para lidar com as emoções, especialmente estresse, raiva, solidão, ansiedade.

Imagine aquele empresário sentado em sua mesa de escritório, abarrotada de papéis, na frente do computador. Em meio a esse caos, seu prato de comida, ou um simples sanduíche, porque é mais prático. Ele mastiga, mas olha fixamente para o computador ao mesmo tempo que está em uma ligação no viva-voz. Você acha que essa pessoa está desfrutando do prazer de nutrir o corpo e a alma? Ou está atento aos seus sinais internos de fome e saciedade?

4. **O comedor intuitivo:** a maioria de nós nasceu com a habilidade de comer quando estamos com fome e de parar de comer quando estamos satisfeitos, livres das mensagens da sociedade sobre comida e corpo.

Ao longo da vida somos ensinados a comer de acordo com as regras da sociedade – de horários, quantidade, qualidade, modismos etc. E vamos nos distanciando cada vez mais da nossa capacidade interna de atender aos sinais de fome e saciedade. Isso é ainda pior nas pessoas com obesidade, pois elas possuem uma inflamação crônica do centro da fome cerebral (hipotálamo), além de várias alterações genéticas, o que faz esses sinais internos de fome/saciedade ficarem mais bagunçados ainda.

Muitas vezes, para regular tudo isso, precisamos associar tratamento medicamentoso, terapia psicológica e nutricional. O objetivo é fazer as pessoas que possuem muita dificuldade em perder e manter o seu peso reaprenderem a identificar a sua fome biológica e a fazerem escolhas alimentares sem culpa ou dilemas, respeitando a fome, a vontade de comer, a saciedade e valorizando também o prazer de comer para que aprendam a ser "comedores intuitivos".

O "comedor intuitivo" seria a personalidade mais saudável, pois se comporta de acordo com seus sinais internos de fome e come o que escolhe, sem sentir culpa e sem julgamentos. É quando nos tornamos *experts* dos nossos próprios corpos, confiando na nossa sabedoria corporal, sabendo que tudo bem deixar comida no prato de vez em quando, ou não comer porque está no horário certo, e tudo bem também se em um dia sentir mais fome do que o habitual e comer mais.

O nosso maior desafio é ajudar você a atingir essa sintonia, pois atualmente o que vemos é uma falta de sintonia entre comida, mente e corpo. E lembre-se, como já citado no começo do capítulo: o primeiro passo é ter a consciência dos comportamentos alimentares que fazemos de forma automática, sem pensar.

QUE TAL UM EXERCÍCIO?

Faça uma pausa e pense bem se você se encaixa em algum dos padrões citados acima:

1. Como andam os meus hábitos alimentares?
2. Quais os meus padrões alimentares?
3. Eu apresento alguma dessas personalidades de comedor?
4. A forma como me alimento apresenta algum sinal de perda de controle ou alterações emocionais significativas?

Na sua próxima consulta médica ou nutricional, leve essas reflexões importantes para o profissional.

COMPORTAMENTOS PATOLÓGICOS

Além dos padrões alimentares e das "personalidades de comedor", temos condições patológicas associadas à forma como comemos e que estão muito relacionadas com o ganho de peso, precisando mais ainda de um olhar cuidadoso e tratamento médico e psicológico especializado.

1. **Síndrome do comer noturno:** é aquela pessoa que ingere a maior parte das suas calorias no período da noite (> 50% das

calorias totais do dia após as 19 horas). Não se come muito durante o dia (muitas vezes tendo inclusive anorexia matinal), mas durante a noite exagera e acaba comendo mais do que no dia todo. Pode haver insônia e às vezes pode até acordar à noite para comer. Acompanha-se de alterações bioquímicas e hormonais, como leptina (hormônio da saciedade) baixa, melatonina (hormônio do sono e que regula nosso metabolismo) baixa e cortisol elevado.

2. **Transtorno da compulsão alimentar:** a compulsão alimentar acontece naquela pessoa que perde o controle sobre a quantidade de alimento que desejava ou que deveria ingerir naquele momento. Passa a comer quantidades enormes, muitas vezes mais de milhares de calorias ao mesmo tempo, sendo um alimento em seguida do outro, às vezes come até alimentos que nem agradam tanto o paladar ou faz uma mistura incomum de alimentos (doces com salgados, ou alimentos que não combinam), alimentos pouco palatáveis ou que ainda não estavam preparados para serem consumidos, como arroz gelado ou pedaços de carne em geladeira. Após ingerir uma grande quantidade de alimentos vem o arrependimento e a vergonha, e a ingestão muitas vezes ocorre de madrugada ou nos momentos em que não há ninguém ao redor para presenciar o fato, havendo uma preferência a comer escondido.

Em estudos de programa de controle de peso, foi visto que 30% dos participantes possuem compulsão alimentar, sendo que até 79% dos casos de compulsão possuem histórico de pelo menos outra doença psiquiátrica, como mostram as estatísticas a seguir:

> ▶ **49% possuem histórico de mais de três comorbidades psiquiátricas ao longo da vida;**

- **37% fobia específica (população geral 12%);**
- **32% fobia social;**
- **32% depressão;**
- **26% estresse pós-traumático;**
- **21% abuso de álcool.**

O transtorno da compulsão alimentar pode ser difícil de detectar, porque quem sofre dele geralmente sente vergonha. Muitos procuram tratamento para perda de peso e na maior parte das vezes nem relatam os episódios de compulsão, considerando-se muitas vezes fracassados, sem força de vontade e preguiçosos, o que reforça ainda mais o estigma da obesidade. A presença desse distúrbio é sugerida por sinais, como: insatisfação com o peso maior que o esperado, grandes flutuações de peso, sintomas depressivos, acentuado estresse e desconforto associados com o episódio de compulsão. A compulsão periódica está vinculada a depressão, baixa autoestima e piora na qualidade de vida.

Utilizamos os seguintes critérios para identificar essa condição:

- Episódios de compulsão alimentar definidos como consumir uma quantidade de comida em um período discreto de tempo (por exemplo, 2 horas), que é definitivamente maior do que a maioria das pessoas comeria em um período semelhante em iguais circunstâncias. Durante os episódios os pacientes sentem que não têm controle sobre a alimentação (por exemplo, acreditam que não conseguem parar de comer ou controlar a quantidade ou o que estão comendo).

- Os episódios de compulsão alimentar são marcados por pelo menos três dos seguintes itens:

- Comer mais rapidamente que o normal;
- Comer até sentir-se desconfortavelmente cheio;
- Comer grandes quantidades de comida quando não estiver com fome física;
- Comer sozinho por causa do constrangimento pela quantidade de comida consumida;
- Sentir nojo de si mesmo, deprimido ou culpado depois de comer demais;
- Os episódios ocorrem, em média, pelo menos uma vez por semana, durante 3 meses;
- Não há uso regular de comportamentos compensatórios inapropriados (por exemplo, purga, jejum ou exercício excessivo) como são vistos na bulimia nervosa;
- A compulsão alimentar não ocorre apenas durante o curso da bulimia nervosa ou anorexia nervosa.

Também consideramos de extrema importância classificar a gravidade, que é baseada no número de episódios de compulsão alimentar por semana:

- Leve - 1 a 3;
- Moderada - 4 a 7;
- Grave - 8 a 13;
- Extrema - 14 ou mais.

É importante lembrar que comer por emoção (por exemplo, comi demais pois estou feliz e quero comemorar uma vitória) ou comer demais em algumas situações (como na ceia de Natal) é normal. Mas quando esse comportamento passa a ser constante e incontrolável (por exemplo, comer igual se come numa ceia de Natal duas vezes por semana), aí trata-se de um problema de saúde.

TIPOS DE APETITE

Gosto de perguntar aos meus pacientes e amigos, você comeu por fome ou por vontade de comer? Ou, você sente mais fome ou mais vontade? Muitos param, pensam e, nessa hora, percebo que a maioria não sabe diferenciar.

Você já se perguntou se consegue identificar quando está com fome ou quando está com vontade de comer?

Você sabia que existem diferentes tipos de apetite?

Vamos tentar explicar um pouco a diferença entre eles para que fique mais fácil para você perceber qual o seu tipo de fome em cada momento do seu dia a dia.

Apetite Fisiológico

A fome orgânica surge quando o organismo tem que suprir as necessidades energéticas e nutricionais, que são essenciais ao bom funcionamento do corpo. Ela aparece de forma gradual e dá sinais de forma constante, com aumento progressivo de intensidade, vindo acompanhada de sinais físicos, como dor de cabeça, fraqueza ou dor de estômago, sensação de vazio.

A fome orgânica é aquela que sentimos quando realmente precisamos de alimento e ela é determinada por uma série de estímulos hormonais, níveis de glicose e neurotransmissores.

A fome física incentiva a alimentar-se assim que possível, mas não o obriga a comer de imediato.

Apetite Hedônico

Com o passar do tempo, nós aprendemos a utilizar a alimentação como um método para obtenção de prazer, de recompensa, de sensações agradáveis e de alívio de tristezas e ansiedades. Ou seja, passamos a atribuir ao alimento uma função que primariamente não era dele.

A ingestão de alimentos palatáveis, ricos em açúcar e gordura, é capaz de ativar a liberação de substâncias, como serotonina e dopamina, que se ligam a receptores hipotalâmicos no cérebro, causando efeito reforçador do apetite. Assim, com a evolução da nossa espécie, o alimento deixou de ter a sua função meramente nutritiva, para ter vários outros tipos de função: sociais, psiquiátricas e recreativas.

Dessa maneira, nós passamos a ignorar os mecanismos de regulação do apetite, em que a principal função é a manutenção de um equilíbrio energético, e passamos a consumir alimentos exageradamente, muitas vezes para suprir uma série de demandas hedônicas e não energéticas, burlando o mecanismo fisiológico e passando a consumir calorias em excesso, independentemente da necessidade energética do organismo.

Acreditamos que conhecimento é poder! Agora que você provavelmente já refletiu sobre a forma como se alimenta, já entendeu um pouco mais sobre os diferentes tipo de apetites e está um pouco mais consciente da importância de parar e pensar antes de comer, sugiro um exercício prático muito poderoso.

EXERCITANDO O DIÁRIO ALIMENTAR

Faça um diário alimentar da última semana bem detalhado com as seguintes informações:

1. Descreva cada refeição, hora, local.

2. Anote o grau de fome que estava sentindo no momento em que iniciou a refeição (de 0-10) e quando terminar de comer, classifique a sua saciedade e nível de satisfação/prazer (de 0-10).

3. Faça comentários sobre sensações emocionais que te chamaram a atenção em cada refeição.

Tente observar se o que você está sentindo é realmente fome.

A fome orgânica não é específica, qualquer alimento que você tenha disponível e goste pode matar a sua fome. Pergunte-se: eu comeria se fosse um ovo cozido? Se a resposta for sim, provável que seja fome mesmo. Então coma em quantidade e qualidade adequadas à refeição.

E se a resposta for não? Se a resposta for não, provavelmente você está com vontade de comer.

MAS QUE TIPO DE VONTADE DE COMER?

1. **Vontade social:** Observe se o que você está sentindo seria apenas uma pequena vontade de comer, talvez relacionada a uma situação social ou porque você teve contato com o alimento. Sabe aquele bolinho "dando sopa" em cima da mesa? Ou aquele docinho que um amigo ofereceu fora de hora? É a chamada fome social. Pode fazer com que comamos "no

modo automático", ou seja, sem perceber, de forma inconsciente. É como aquele amendoim que está em cima da mesa e acabamos pegando, mesmo sem fome. Não estou dizendo que não pode comer só pela vontade, o que quero reforçar aqui é a importância da consciência do que está acontecendo. Já que não está com fome, se for preciso realmente comer, coma uma pequena quantidade, com moderação e atenção no ato de comer. Torne a situação consciente, valorize o momento e não se sinta culpado depois.

2. **Vontade ou desejo:** Existem momentos em que o que estamos sentindo não é nem fome, nem essa pequena "vontade social", e sim uma vontade bem específica de algo relacionado ao prazer de comer algum alimento específico, de sentir o seu gosto, degustar, apreciar, saborear. Sabe aquela vontade da macarronada da sua avó? Ou do bolo de chocolate da sua mãe? É disso que estou falando! Envolve comer devagar e quantidades não exageradas. Pode ter um contexto de lembrança ou memória alimentar, vontade de reviver um sabor gostoso, experimentação de algo novo etc. Se você está se sentindo assim, então coma e coma com prazer. Precisamos aceitar as oscilações de vontade dependentes do humor, ambiente, companhia e situação social. E às vezes obter prazer por meio da alimentação, e não apenas nutrientes, também faz parte de uma vida saudável.

3. **Vontade emocional:** Já em outros momentos algumas pessoas podem sentir a também chamada fome emocional, que não é específica, mas envolve a necessidade de comer algo gostoso. Não se satisfaz com pequena quantidade, tendo a necessidade de grande volume e urgência. Pode às vezes originar-se de um acúmulo de vontades que não foram respeitadas e acei-

tas por conta do pensamento restritivo. Dessa forma, alguma vezes se acaba comendo de forma impulsiva, sem pensar no sabor, fazendo misturas de sabores que "não combinam". Ao mesmo tempo que se come, podem vir pensamentos como "não era bem isso que eu queria" ou "nada me satisfaz". E isso pode estar associado à falta de controle vista nos episódios de compulsão alimentar. Se você se sentir assim, provavelmente o que você precisa não é de comida e deve estar relacionado a um componente emocional. Procure ajuda especializada, pois esses casos têm tratamento médico e nutricional bem definidos.

A partir desse detalhamento do diário alimentar, metas de mudança de comportamento podem ser sugeridas e combinadas com sua equipe de saúde. E isso irá ajudar você e seu profissional de saúde a entender melhor o seu problema central com a comida e o peso. Ao perceber os gatilhos da compulsão, como angústia, ansiedade, tristeza, tédio, fica mais fácil aprender a lidar com eles sem necessariamente usar a comida.

Muitas vezes, a dificuldade de controle alimentar está associada a algumas características, como desorganização e impulsividade. Essas pessoas tendem a ter dificuldades de planejar as refeições, as compras, o tempo para preparo dos alimentos e a conciliá-los com as tarefas diárias. Assim, tendem a comer quando já estão com muita fome, após alguma situação emocional que pode passar despercebida e, como não planejam as refeições, comem o que estiver disponível e for mais fácil e rápido de preparar. Depois, sentem-se culpadas, incapazes, envergonhadas e acabam mantendo esse comportamento até que tenham perdido todo o controle e comido em excesso.

Concluindo, aprenda a reconhecer os seus padrões e hábitos alimentares. Entender que a obesidade e o ganho de peso podem ser consequências de comportamentos alimentares disfuncionais é fundamental para o sucesso do tratamento e para a quebra do estigma e sensação de fracasso, tanto para quem está no processo de emagrecimento e melhora de hábitos, quanto para o profissional de saúde.

Lembre-se sempre de respeitar a fome física e a saciedade, bem como a vontade de comer. Aceite oscilações na alimentação, dependendo do humor, ambiente, companhia ou situação social, pois isso faz parte da vida. Se em algum momento, entretanto, você achar que essas oscilações estão descontroladas, causando um ganho de peso acentuado ou alterações emocionais importantes, procure ajuda de uma equipe especializada no assunto.

Para mudar comportamentos alimentares, devemos acessar nossos pensamentos minuciosamente, pois tudo que percebemos como real (sendo verdadeiro ou não) influencia em determinado comportamento alimentar. Por isso, a ajuda de um psicólogo especializado ou de um nutricionista comportamental é fundamental.

Boa sorte nesse processo de autoconhecimento!!!

Leitura sugerida

1. Halpern A, Cercato C, Sales P. O essencial em endocrinologia. São Paulo: Roca; 2016.
1. Antonaccio CMA, Figueiredo M, Alvarenga M. Nutrição comportamental. 2ª ed. rev. e atual. Barueri: Manole; 2018.

→ *O desafio*

Reduzir aos poucos a quantidade de açúcar adicionado ao longo do dia, por exemplo no café, em sucos, chá ou até mesmo em preparações doces, pode ajudar na adaptação do paladar a uma menor quantidade de açúcar.

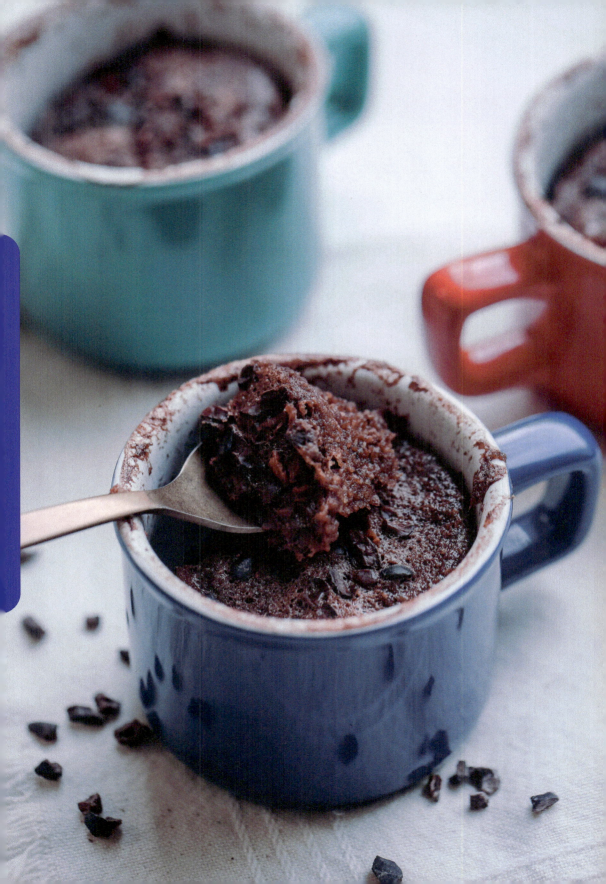

➔ *A receita*

ADRIANA KATEKAWA | JULIANA WATANABE | TUTU GALVÃO BUENO

Bolo de chocolate *diet* na caneca

Rendimento: 3 xícaras de chá

Ingredientes:

- 1 ovo
- 2 colheres (sopa) de farelo de aveia
- 2 colheres (sopa) de leite em pó desnatado
- 2 colheres (sopa) de água
- ½ colher (sopa) de cacau em pó
- 4 colheres (sopa) de banana madura amassada
- ½ colher (chá) de fermento químico em pó
- 2 colheres (sopa) de adoçante em pó para forno e fogão
- ½ colher (sopa) de *nibs* de cacau

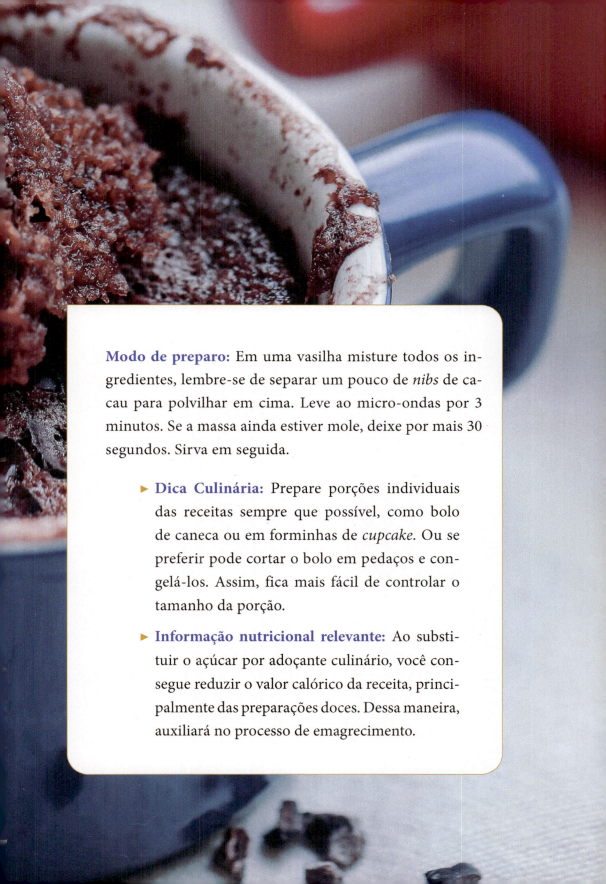

Modo de preparo: Em uma vasilha misture todos os ingredientes, lembre-se de separar um pouco de *nibs* de cacau para polvilhar em cima. Leve ao micro-ondas por 3 minutos. Se a massa ainda estiver mole, deixe por mais 30 segundos. Sirva em seguida.

> ▶ **Dica Culinária:** Prepare porções individuais das receitas sempre que possível, como bolo de caneca ou em forminhas de *cupcake*. Ou se preferir pode cortar o bolo em pedaços e congelá-los. Assim, fica mais fácil de controlar o tamanho da porção.

> ▶ **Informação nutricional relevante:** Ao substituir o açúcar por adoçante culinário, você consegue reduzir o valor calórico da receita, principalmente das preparações doces. Dessa maneira, auxiliará no processo de emagrecimento.

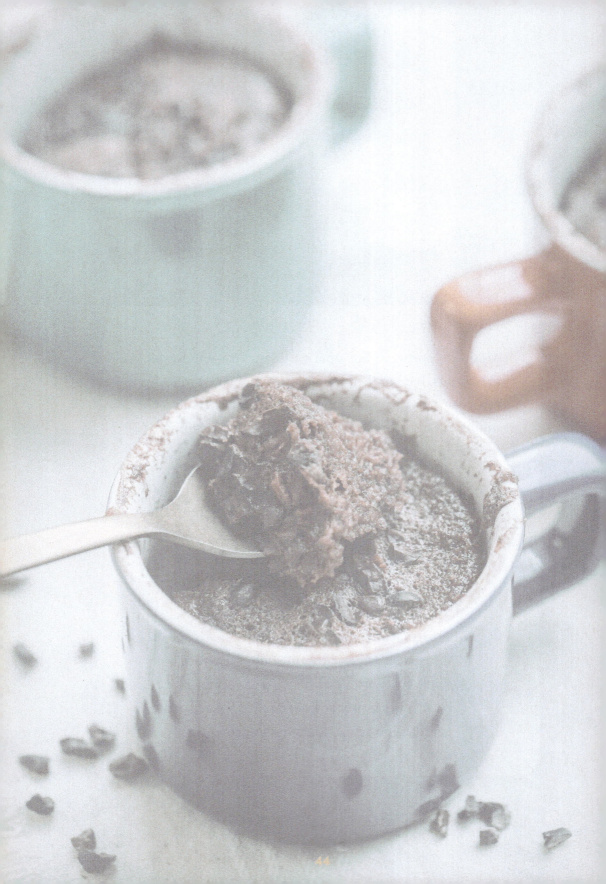

3

DEVORANDO SUAS EMOÇÕES – ENTENDA COMO A ANSIEDADE, A DEPRESSÃO E O SONO PODEM INFLUENCIAR NO SEU PESO NA PRÁTICA

Daniel Martinez e Nicole Tenenbaum

"Mente sã, corpo são" Juvenal

Sentir-se bem com o seu corpo e estar com saúde vai muito além de uma questão estética: está associado a melhor estado de humor, qualidade de vida, maior autoestima e uma atitude mais positiva em relação à vida. Não há nada de errado em querermos encontrar uma melhor versão de nós mesmos, e para alguns isso pode envolver a necessidade de perda de peso. O contrário, sentir-se mal com o corpo ou em relação à sua saúde, guarda relação com depressão e ansiedade.

CONSTRUINDO CAMINHOS PARA O EMAGRECIMENTO SAUDÁVEL

A relação entre obesidade, depressão e ansiedade é muito bem estabelecida como uma via de mão dupla: ou seja, o sobrepeso e a obesidade podem aumentar a probabilidade de depressão, assim como as pessoas com depressão ou ansiedade terão maior propensão ao sobrepeso. Porém a intensidade da oscilação do peso depende de diversos fatores, como sintomas clínicos, medicações que são utilizadas para o tratamento do transtorno, ambiente, hábitos, relações sociais e até predisposição genética.

O estresse é, sem sombra de dúvidas, um componente comum das três condições. De modo crônico ele é um dos fatores capazes de levar a todas elas e tem grande influência no comportamento alimentar, pois pode fazer com que a pessoa desconte seus sentimentos e frustrações na comida, como forma de compensar um sentimento ruim ou mascará-lo.

De forma curiosa, o mesmo estresse pode ter um efeito contrário em outras pessoas, induzindo o emagrecimento e a perda de peso, e eventualmente desencadeando transtornos alimentares. Por isso, uma avaliação individualizada, única e personalizada pode fazer toda a diferença no tratamento da obesidade.

A obesidade por si só não causa ansiedade, apesar de existirem evidências de que ela pode contribuir para o quadro ansioso devido às oscilações hormonais. Pessoas ansiosas tendem a comer mesmo sem fome, muitas vezes de forma automática, os chamados "beliscos" durante o dia.

O aumento dos níveis de cortisol devido ao quadro ansioso pode interferir no metabolismo das gorduras e levar ao aumento do peso. Quanto maior o tempo que a pessoa fica em situação de estresse, maior o potencial do ganho de peso.

A ansiedade e a depressão também podem aumentar a fadiga, o desânimo e a diminuição da energia, o que faz com que o indivíduo se torne menos ativo. Sem movimentação regular ou mesmo atividade física, o corpo não "queima" as calorias na sua forma ideal, contribuindo para o ganho de peso no longo prazo. É comum também a pessoa ter menos energia, vontade e disposição para engajar-se nos processos da mudança, seja iniciando um novo plano alimentar, praticando exercícios físicos, ou mesmo seguindo o plano de tratamento proposto.

Esses quadros são associados também a distúrbios compulsivos (seja por comida, compras, drogas etc.). Aqui iremos focar na compulsão alimentar, um termo muitas vezes banalizado ou mal-interpretado, mas, para clarear o que realmente significa, devemos entender os seguintes pontos: a compulsão alimentar caracteriza-se por uma grande ingesta alimentar em um curto período de tempo. Essa ingesta ocorre em quantidade muito superior à que uma pessoa semelhante, em uma situação semelhante, comeria normalmente (lembrando que comer muito em uma ceia de Natal é muito diferente de comer descontroladamente em um dia de semana qualquer). Além disso, o transtorno é marcado pela impulsividade, velocidade e voracidade enquanto está comendo (muitas vezes come escondido dos outros), sem saborear e conectar-se com o alimento. Há uma sensação de perda de controle, com arrependimento em seguida e tentativas sem sucesso de não repetir o comportamento. Se você identifica algumas dessas características no seu ato de comer, procure um médico para auxiliá-lo no diagnóstico e manejo do seu quadro.

Uma reflexão interessante que pode auxiliar o paciente ou o profissional que o acompanha a identificar os comportamentos alimentares é pensar em um "modelo de dois polos", sendo um negativo e um positivo:

— Eu estou comendo para diminuir uma sensação negativa? (comendo porque estou triste, com raiva, ou ansiedade). Ou estou comendo porque estão faltando coisas positivas na minha vida? (comendo por prazer, pois é bom e estou precisando do afeto positivo).

Além da importante repercussão psicológica da compulsão alimentar, pode haver comprometimento social e físico. A perda de capacidade de controle da ingesta alimentar está associada a aumento do risco de ganho de peso e desenvolvimento de sobrepeso e obesidade, o que pode levar ao aumento do risco de doenças cardiovasculares, diabetes tipo 2, dores no corpo e dificuldades para perda de peso. É muitas vezes associada a sintomas de depressão, sensação de culpa, baixa autoestima, sensação de autossabotagem e inutilidade. É comum escutarmos que existe um desejo de isolamento, de deixar de participar de atividades sociais, vergonha do próprio corpo e sensação de não merecimento de algo ou não pertencimento. Estes sentimentos podem reativar o ciclo de recorrer à comida para trazer mais conforto, perpetuando todo o quadro.

Algumas estratégias que podemos utilizar para mudar esse cenário:

- **Psicoeducação.** Cada pessoa é única, e quanto mais nos conhecemos, maior a chance de atingirmos nossos objetivos. Quanto mais a pessoa com obesidade aprender e conhecer sua doença, mais bem preparada estará para receber suporte, auxílio e compreender o que ocorre, os gatilhos e as estratégias para perda de peso e consequentemente evitar o reganho do peso perdido.

- **Quando possível, conte com o auxílio de familiares e pessoas próximas.** Uma rede de apoio, não julgadora e que caminha lado a lado é uma grande aliada no tratamento. Quando estas pessoas também se familiarizam com a obesidade e com o tratamento, fica muito mais fácil atingir as metas propostas e diminui a chance de sabotagens. Ter uma rede de apoio engajada funciona como uma ponte entre a dificuldade do hoje/agora para o amanhã promissor. Seja consistente com o encorajamento, assistência, suporte e parceria para quem está lutando contra o peso.

- **Manejo da medicação.** Quando necessário, consultas regulares com o médico e ajuste da medicação são muito bem-vindos. A frequência das consultas pode variar de acordo com cada quadro. Tão importante quanto a competência técnica do profissional, é o vínculo, o elo, a aliança terapêutica que o paciente desenvolve com o seu profissional. Este deve estar caminhando ao seu lado. Tente sempre buscar um profissional que você sinta que "deu o click" em relação a empatia e acolhimento. Não necessariamente será o primeiro profissional que você conhecer, mas insista em encontrar alguém com quem você estabeleça uma relação de confiança.

- **Acompanhamento psicoterápico é outro fator fundamental que pode fazer a diferença para o sucesso.** Sessões psicoterápicas estruturadas, com foco e metas compartilhadas, com escuta empática, não julgadora e com vínculo são extremamente benéficas. Em alguns casos pode ser necessária terapia familiar ou psicoeducação familiar – sempre com a anuência do paciente, para tratar a família disfuncional, onde o paciente é apenas a ponta do *iceberg*, precisando alterar toda a estrutura familiar para se obter êxito.

- **Terapia em grupo ou grupos de suporte podem ser uma ótima estratégia para seguimento.** Muitos pacientes gostam dessa modalidade e têm bons resultados, prevenindo recaídas e aumentando a motivação através de exemplos e suporte de seus pares.

- **Técnicas de manejo do estresse,** percepção dos gatilhos, métodos de relaxamento, *mindful eating*, meditação, estratégias para prevenção de lapsos e recaídas, automonitoramento, mudança de estilo de vida e suporte familiar, mudança de atitude em relação à imagem corporal, motivação, autoestima, comportamentos aditivos, relações saudáveis e autocompaixão são alguns dos tópicos que podem ser trabalhados com o psicólogo, médico psiquiatra ou mesmo em grupos de apoio.

Em relação ao tratamento da depressão e obesidade, é importante ter em mente que são duas condições crônicas, e devem ser tratadas adequadamente pelo período necessário para estabilização. Isto é muito importante de se ter em mente, pois para ambos o tratamento é uma "maratona, e não uma corrida curta". Se o paciente não está preparado e orientado sobre isso, pode desistir no meio do caminho e não atingir os seus objetivos.

É fundamental ter uma linha aberta de comunicação com a equipe responsável pelos seus cuidados nessa jornada, a fim de corrigir eventuais desvios na rota, quando necessário.

Ser honesto e verdadeiro com as suas forças e fraquezas, analisando e comunicando o que você está pronto e disposto ou não a fazer, é a melhor forma da sua equipe entender o seu quadro e poder te ajudar nessa caminhada.

O tratamento adequado pode trazer mais vida e alegria, proporcionando mais energia para as suas atividades diárias e para seguir o plano de tratamento proposto. Pode te auxiliar a se manter ativo, vivendo de uma maneira mais saudável, realizando exercícios físicos, o que contribui para o controle do humor e para a perda de peso. É muito comum vermos que um comportamento "puxa" o outro. Uma pessoa mais motivada e saudável tende a se alimentar melhor e, por tabela, exercitar-se mais, dorme melhor, o que reforça o ciclo virtuoso como um todo.

O seu plano de tratamento individual vai depender de onde você está na sua trajetória e onde você quer chegar. Pode começar com pequenas mudanças, pois toda grande jornada começa com pequenos passos.

SONO

Quando falamos de saúde mental e manutenção de peso, não poderíamos deixar de falar de sono, afinal, você já parou pra pensar como o seu sono pode estar relacionado ao seu humor, memória, atenção, comportamento e até ao ganho de peso? Ele é um pilar muito importante no tratamento da obesidade e dos quadros psiquiátricos que discutimos anteriormente.

Todos conhecemos, na prática, as consequências de uma noite mal dormida, o impacto na nossa disposição, concentração, energia e até memória no dia seguinte. Porém ter uma boa noite vai além de colocar a cabeça no travesseiro e fechar os olhos.

O sono é o nosso maestro metabólico. Isso se dá porque orquestra atividades metabólicas associadas a saúde, mudança de composição corporal, humor e performance. A privação do sono é capaz de reduzir a secreção de leptina (hormônio da saciedade) e aumentar a grelina (hormônio da fome) e é de se esperar que isto, em longo prazo, leve ao ganho de peso.

Além disso, vários estudos mostram que quando dormimos mal temos maiores ativações das áreas de recompensa do nosso cérebro, e isso é fácil entender: quando estamos bem descansados e olhamos para um alimento *junkfood*, somos mais capazes de tomar decisões e resistirmos a ele, mas quando estamos exaustos, precisamos de alguma fonte de prazer e energia rápida e tendemos a escolher esse tipo de alimento sem pensar duas vezes.

Outro fator que relaciona o prejuízo no sono e o ganho de peso é a diminuição na atividade física, afinal ninguém se exercita tão bem depois de uma noite mal dormida, o que implica não só em menor gasto de calorias, mas também em piora do humor e do controle da saciedade.

Agora que entendemos como o sono pode interferir em tantos aspectos do nosso dia a dia, temos que nos perguntar como anda o nosso sono, e isso pode parecer simples, mas dificilmente paramos pra refletir. É comum acordarmos levando um susto com o despertador, sairmos correndo da cama e nos jogarmos em uma xícara de café e imediatamente iniciarmos nossas atividades, sem nem parar para perceber como está nosso corpo ou como estamos nos sentindo. Propomos então uma reflexão, experimente acordar e perceber os sinais que o seu corpo dá: Você está descansado? Acorda animado pra viver mais um dia? Adormeceu em até 30 minutos depois de ter se deitado? Despertou muito durante a noite?

Se a resposta pra essas perguntas for não, provavelmente podemos melhorar alguns aspectos do seu sono, seja no ambiente, em comportamentos antes de dormir, ou no que você está ingerindo principalmente antes de ir pra cama. Esses aspectos são o que conhecemos como "higiene do sono":

- **ambiente:** damos pouca importância para o ambiente onde dormimos, se considerarmos que é onde passamos aproximadamente 1/3 das nossas vidas. Nosso cérebro necessita entender que o nosso quarto é o nosso ambiente de descanso, então cores vibrantes, barulhos e odores fortes não são bem vindos. Pelo contrário, procure manter sua cama arrumada, com uma roupa de cama fresca (sabe aquela sensação de chegar em um hotel e ver tudo arrumado?); as paredes com cores não estimulantes e se necessário use protetores auriculares;

- **luz:** apesar de poder se encaixar no tópico de ambiente, as luzes merecem um destaque. Isso porque são o principal mecanismo de controle para indução e regulação do nosso sono, por meio da produção de melatonina. Esse hormônio fundamental é produzido na ausência de luz. Estudos mostram que luzes como a dos nossos celulares podem suprimir até 60% da nossa produção de melatonina. Por isso, é importante evitar aparelhos eletrônicos próximo ao horário de dormir, não os levar para a cama, já que nosso corpo deve entender que lá é lugar de descansar, e não de receber mais estímulos. Além disso, devemos manter a janela aberta durante o dia e reduzir as luzes da casa ao entardecer, para que assim nosso corpo entenda que o dia está se encerrando;

▶ **ansiedade:** uma das principais causas de insônia atualmente. Discutimos sobre seu manejo no início do capítulo, mas em relação ao sono podemos acrescentar a prática de rituais que acalmam próximo ao período de ir dormir, como meditação, ler um livro, tomar um banho quente. Alguns chás podem auxiliar, tanto pelo seu efeito sedativo, quanto pela própria prática de preparo como um ritual, são eles: chá de erva-cidreira, camomila, maracujá, mulungu. Tente não passar o dia se preocupando com o sono. A preocupação excessiva com o sono e como será a noite de sono gera o ciclo: insônia –> preocupação com o sono –> aumento da ansiedade –> piora da insônia. Tente focar em atividades que não te lembrem da insônia.

Algo que gera muita ansiedade, atualmente, são as notícias que surgem a todo tempo. Recomendamos que separe um período específico do dia para se atualizar no que está acontecendo no mundo (por exemplo, depois do almoço) e longe do horário de ir pra cama. Fora isso, estamos vivendo também uma pandemia de *fakenews*, que aumentam mais ainda a ansiedade, por isso é fundamental procurarmos fontes de notícia confiáveis.

Reserve 20 a 30 minutos do seu tempo à noite (4 horas antes de dormir), para 'resolver' seus problemas. Muitas pessoas levam os seus problemas para a cama e isto pode prejudicar o sono. Uma técnica é anotar todos os seus pensamentos e preocupações em um caderno ou no bloco de notas do celular, para tentar "tirá-los" da mente.

▶ **rotina:** procure estabelecer horários regulares de sono, mesmo nos finais de semana. Como toda rotina, a manutenção de horários regulares de sono para a estabilização dos ciclos circadianos é necessária para o organismo. Evite cochilar ou tirar "sonecas" durante o dia.
Se não estiver conseguindo dormir, não adianta ficar insistindo e rolando na cama. O ideal é levantar-se e tentar retornar após algum tempo. Tente fazer atividades relaxantes, tais como ler, escutar uma música leve, evitando luminosidade. Volte para a cama e tente dormir novamente quando estiver com sono.

▶ **alimentação:** evite o uso de substâncias que contenham cafeína ou nicotina entre 4 a 6 horas antes do horário de dormir (chá mate, chá preto, achocolatados e refrigerantes), assim **como não ingerir bebidas alcoólicas por no mínimo 6 horas antes de dormir.** Muitas pessoas usam o álcool para relaxar e induzir o sono, mas o álcool pode provocar insônia rebote e prejudicar o padrão do sono. É importante também não realizar refeições pesadas, comer em grande quantidade ou alimentos picantes e excesso de líquidos próximo ao horário de dormir, pois podem causar azia, refluxo e o processo de digestão pode atrapalhar o sono. Porém evite dormir com fome, um pequeno lanche pode ajudar.

Lembre-se de que a repetição e consistência destes processos irão ajudar o corpo a "aprender" a dormir melhor. Além disso, para termos uma boa noite, precisamos ter um bom dia. Acrescente momentos de prazer no seu dia a dia, não deixe que eles sejam levados como "sair da rotina".

CONSIDERAÇÕES FINAIS

O diagnóstico e tratamento adequados, seja da ansiedade, depressão ou alterações do sono, interferem muito no manejo da obesidade.

É muito comum os pacientes julgarem-se e terem uma autocrítica excessiva. Devemos nos permitir sermos humanos, com as nossas forças e as nossas fraquezas. Devemos estar abertos às nossas emoções negativas, sem cair no desespero e sem negá-las, buscando o caminho do meio. Crises podem ser ótimas oportunidades para nos reinventarmos e mudarmos padrões disfuncionais enraizados.

Segundo o professor Tal Ben Sharar, quando suprimimos ou rejeitamos as nossas emoções negativas nós internalizamos o trauma. Devemos nos permitir sentir e buscar o meio-termo através da aceitação ativa, vivenciando a dor e a emoção negativa, deixando lentamente elas irem embora, liberando espaço para crescimento e para podermos seguir em frente! "Aqueles que não conseguem chorar com todo o seu coração também não conseguem rir por inteiro".

Quando aceitamos as nossas dificuldades, damos o primeiro passo para a mudança. Devemos perceber e ativar a nossa motivação interna, para melhorar a nossa efetividade. Ter suporte de pessoas queridas e de uma equipe multiprofissional competente aumenta as nossas chances de prazer e sucesso no tratamento da obesidade e saúde mental.

Leitura sugerida

1. Binks H, Vincent GE, Gupta C, et al. Effects of Diet on Sleep: A Narrative Review. Nutrients. 2020;12(4):936.
2. Maury E. Off the Clock: From Circadian Disruption to Metabolic Disease. Int J Mol Sci. 2019;20(7):1597.
3. NEDA Feeding Hope. Disponível em: nationaleatingdisorders.org. Acesso em: 06 fev. 2022.
4. Graham T, Ramsey D. The Happines Diet: a nutritional prescription for a sharp brain, balanced mood, and lean, energized body. Emmaus: Rodale Books; 2011.
5. Vismari LA, Glaucie J, Palermo-Neto, J. Depressão, antidepressivos e sistema imune: um novo olhar sobre um velho problema. Archives of Clinical Psychiatry (São Paulo). 2008;35(5):196-204. https://doi.org/10.1590/S0101-60832008000500004.
6. Nutrition and Immunology in Mental Health: Precision Medicine and Integrative Approaches to Address Unmet Clinical Needs in Psychiatric Treatment – 2019.
7. Nakamura M, Miura A, Nagahata T, Shibata Y, Okada E, Ojima T. Low Zinc, Copper, and Manganese Intake is Associated with Depression and Anxiety Symptoms in the Japanese Working Population: Findings from the Eating Habit andWell-Being Study. Nutrients. 2019;11(847):1-10.
8. Opie RS, Itsiopoulos C, Parletta N, Sanchez-Villegas A, Akbaraly TN, Ruusunen A, et al. Dietary recommendations for the prevention of depression, Nutritional Neuroscience. 2016;20(3):161-171.
9. American Psychiatric Association. Manual diagnóstico e estatístico de transtornos mentais: DSM-5. 5a ed. Nascimento MIC, Trad. Porto Alegre: Artme; 2014.
10. Katekawa A, Teixeira de Gois AF, Naves B, et al. Médicos na Cozinha. São Paulo: Editora dos Editores; 2019.

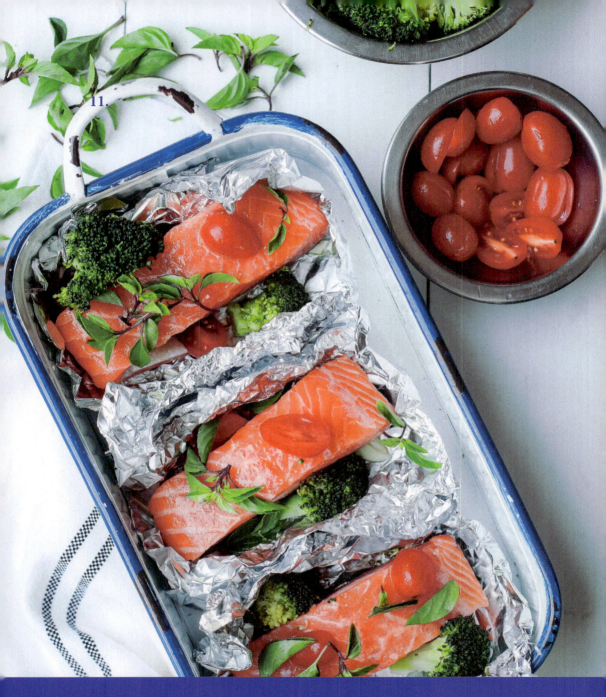

→ *O desafio*

Procure incluir alimentos fontes de ômega-3 de 1 a 2 vezes por semana, como atum, sardinha, anchova, salmão, linhaça, chia e nozes.

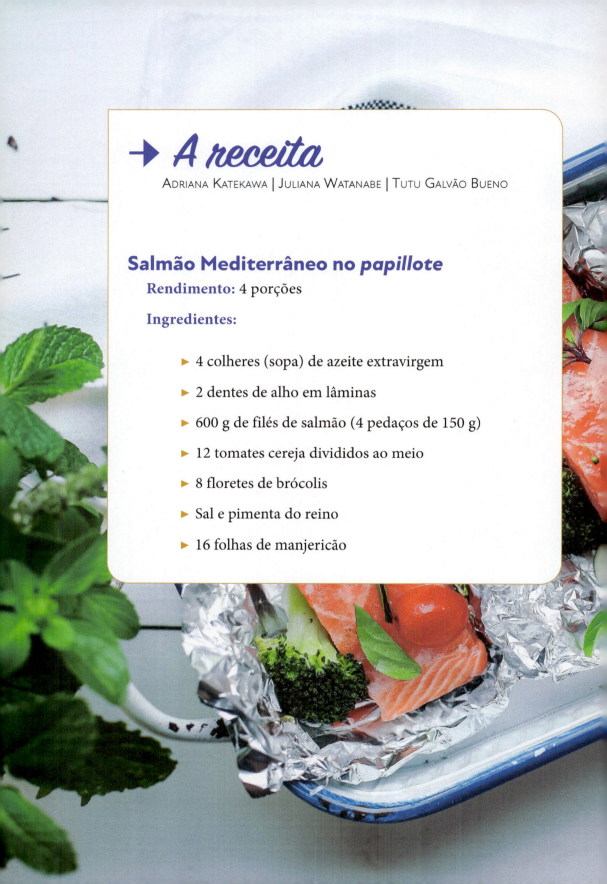

→ *A receita*
Adriana Katekawa | Juliana Watanabe | Tutu Galvão Bueno

Salmão Mediterrâneo no *papillote*

Rendimento: 4 porções

Ingredientes:

- 4 colheres (sopa) de azeite extravirgem
- 2 dentes de alho em lâminas
- 600 g de filés de salmão (4 pedaços de 150 g)
- 12 tomates cereja divididos ao meio
- 8 floretes de brócolis
- Sal e pimenta do reino
- 16 folhas de manjericão

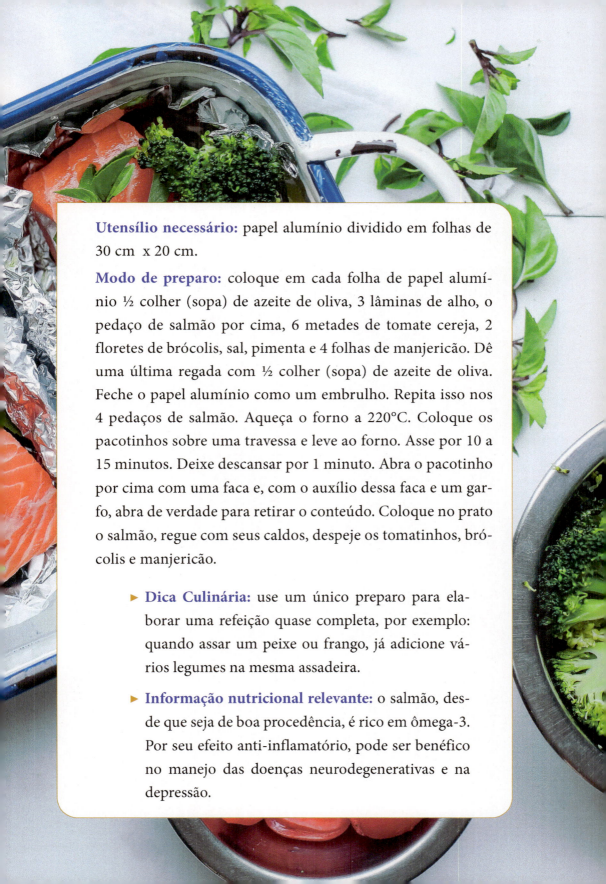

Utensílio necessário: papel alumínio dividido em folhas de 30 cm x 20 cm.

Modo de preparo: coloque em cada folha de papel alumínio ½ colher (sopa) de azeite de oliva, 3 lâminas de alho, o pedaço de salmão por cima, 6 metades de tomate cereja, 2 floretes de brócolis, sal, pimenta e 4 folhas de manjericão. Dê uma última regada com ½ colher (sopa) de azeite de oliva. Feche o papel alumínio como um embrulho. Repita isso nos 4 pedaços de salmão. Aqueça o forno a 220°C. Coloque os pacotinhos sobre uma travessa e leve ao forno. Asse por 10 a 15 minutos. Deixe descansar por 1 minuto. Abra o pacotinho por cima com uma faca e, com o auxílio dessa faca e um garfo, abra de verdade para retirar o conteúdo. Coloque no prato o salmão, regue com seus caldos, despeje os tomatinhos, brócolis e manjericão.

▶ **Dica Culinária:** use um único preparo para elaborar uma refeição quase completa, por exemplo: quando assar um peixe ou frango, já adicione vários legumes na mesma assadeira.

▶ **Informação nutricional relevante:** o salmão, desde que seja de boa procedência, é rico em ômega-3. Por seu efeito anti-inflamatório, pode ser benéfico no manejo das doenças neurodegenerativas e na depressão.

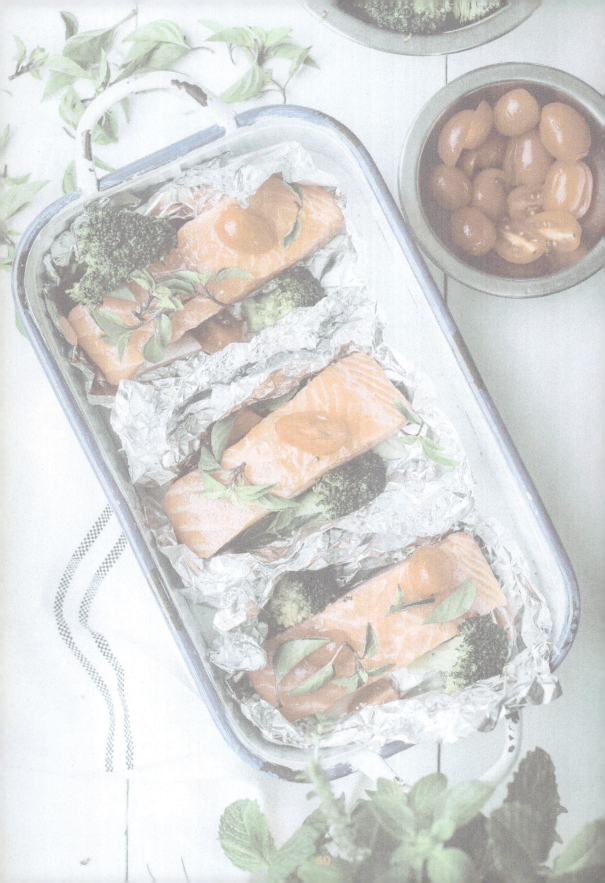

4
REVELANDO OS INGREDIENTES PARA UMA ALIMENTAÇÃO SAUDÁVEL

Marcela Rassi

> *"Que o teu alimento seja o teu remédio e o que o teu remédio seja o teu alimento"*

Uma das grandes dificuldades hoje em dia é saber como escolher a nossa alimentação. Encontramos dicas de dietas em todos os lugares. Diariamente vemos listas de "superalimentos" e "alimentos vilões". Recebemos a todo momento informações sobre o que comer e o que não comer. São tantas opções, tantas regras a seguir e um medo grande de engordar que se alimentar passou a ser um motivo de angústia e ansiedade para muitas pessoas, não é mesmo? E quando as informações que recebemos do médico, do nutricionista, da mídia, da internet, da amiga são contraditórias e nos confundem, o que fazer? Afinal o que comer? Quando comer? Quanto comer?

Antes de mais nada, temos que lembrar que a ciência médica e da nutrição são verdades transitórias. Não sabemos tudo sobre elas e muito ainda está por ser descoberto!

Para começarmos, precisamos primeiro entender qual o conceito de alimentação saudável. Segundo o novo *Guia Alimentar para a população brasileira*, "alimentação é mais que ingestão de nutrientes. Alimentação diz respeito à ingestão de nutrientes, mas também aos alimentos que contêm e fornecem os nutrientes, a como os alimentos são combinados entre si e preparados, às características do modo de comer e às dimensões culturais e sociais das práticas alimentares. Todos esses aspectos influenciam a saúde e o bem-estar." Como vemos, alimentação saudável vai muito além do que comemos. Veja na Figura 4.1:

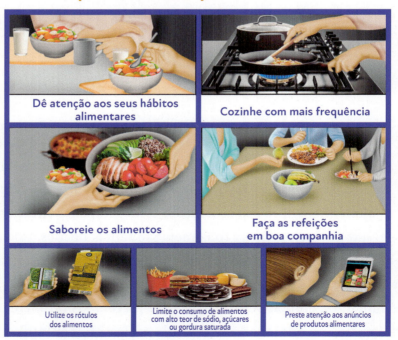

Figura 4.1. Uma alimentação saudável é bem mais que os alimentos que você consome

REVELANDO OS INGREDIENTES PARA UMA ALIMENTAÇÃO SAUDÁVEL

E QUAL A IMPORTÂNCIA DE UMA ALIMENTAÇÃO SAUDÁVEL?

Sabemos que a nutrição é um dos principais determinantes de um estilo de vida saudável. Nos últimos anos, ocorreu uma queda do consumo de nutrientes-chave, como os encontrados em frutas e legumes; e um aumento do consumo de alimentos com alto teor de sal, açúcares e gorduras, contribuindo para uma piora do padrão alimentar e um aumento dos casos de doenças crônicas relacionadas à alimentação, como obesidade e diabetes.

Nos últimos 40 anos, houve uma redução de 23% na preparação de comida em casa e um aumento de 42% na alimentação fora de casa! E sabe qual o maior problema disso? Vários estudos científicos mostram que comer fora de casa provoca um maior consumo de calorias e um menor consumo de frutas e vegetais, resultando em uma alimentação de pior qualidade.

Uma alimentação saudável está associada a redução do risco de várias doenças crônicas, como diabetes tipo 2, obesidade, hipertensão arterial, AVC (o famoso derrame), doenças cardíacas, câncer. Você sabia que 80% dos casos de doenças cardíacas, AVCs e diabetes tipo 2 e até 40% dos cânceres poderiam ser evitados principalmente com melhorias na dieta e no estilo de vida? E que anualmente 11 milhões de mortes são atribuíveis a fatores alimentares? Sim! A alimentação é um dos principais determinantes da nossa saúde!

Mas, ao contrário dos medicamentos que são específicos para cada tipo de doença, não existe uma dieta que seja melhor para o coração ou para o cérebro, por exemplo. Uma dieta saudável é boa para o nosso corpo como um todo. A mesma dieta que te ajuda a prevenir o câncer é a que te ajuda a prevenir o diabetes tipo 2. Mas que dieta é essa? É aquela baseada na inclusão de alimentos *in natura* ou minimamente processados, com redução do consumo de alimentos mais processados. Ou seja, alimentos naturais, que são encontrados na feira ou na ala de produtos frescos do supermercado, como frutas, verduras, legumes, cereais, tubérculos, leguminosas, grãos, oleaginosas, sementes, ovos, carnes. É o alimento na sua forma mais pura, o mais perto de sua forma original possível, com a menor interferência da indústria (Figura 4.2). Aquele lema: descascar mais e desembalar menos! Pois é a comida de verdade, caseira, que realmente nos faz bem!

O novo *Guia Alimentar para a população brasileira* já havia descrito quatro grupos de alimentos de acordo com o seu grau de processamento. Em 2016, os mesmos pesquisadores brasileiros publicaram a classificação NOVA, que hoje é usada mundialmente. Entenda mais a seguir:

Figura 4.2. Classificação dos alimentos de acordo com o seu grau de processamento

IN NATURA	PROCESSADO	ULTRAPROCESSADO
ABACAXI	ABACAXI EM CALDA	SUCO EM PÓ
ESPIGA DE MILHO	MILHO EM CONSERVA	SALGADINHO DE MILHO NO PACOTE
PEIXE	PEIXE EM CONSERVA	EMPANADO DE PEIXE

Médicos na cozinha

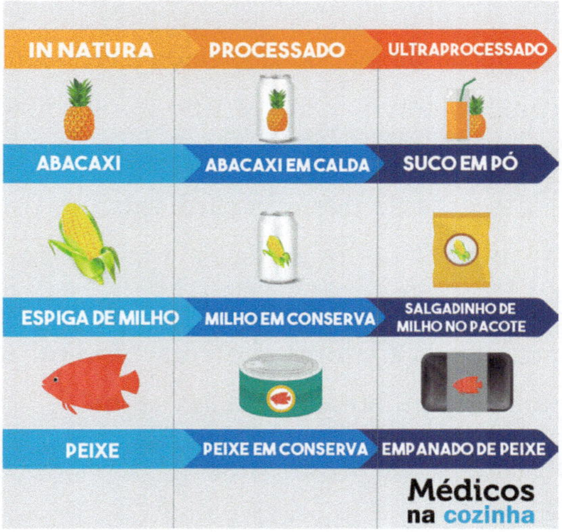

1. Alimentos *in natura* ou minimamente processados:

a. *In natura:* são aqueles obtidos diretamente de plantas ou animais e não sofrem qualquer alteração após deixar a natureza.

b. Alimentos minimamente processados: correspondem a alimentos *in natura* que foram submetidos a processos de limpeza, remoção de partes não comestíveis ou indesejáveis, fracionamento, moagem, secagem, fermentação, pasteurização, refrigeração, congelamento e processos similares que **não** envolvam agregação de sal, açúcar, óleos, gorduras ou outras substâncias ao alimento original.

Exemplos:

- legumes, verduras, frutas, batata, mandioca e outras raízes e tubérculos *in natura* ou embalados, fracionados, refrigerados ou congelados;
- arroz branco, integral ou parboilizado, a granel ou embalado;
- milho em grão ou na espiga, grãos de trigo e de outros cereais;
- feijão de todas as cores, lentilhas, grão de bico e outras leguminosas;
- cogumelos frescos ou secos;
- frutas secas, sucos de frutas e sucos de frutas pasteurizados e sem adição de açúcar ou outras substâncias;
- castanhas, nozes, amendoim e outras oleaginosas sem sal ou açúcar;
- cravo, canela, especiarias em geral e ervas frescas ou secas;
- farinhas de mandioca, de milho ou de trigo e macarrão ou massas frescas ou secas feitas com essas farinhas e água;
- carnes de gado, de porco e de aves e pescados frescos, resfriados ou congelados;
- leite pasteurizado, ultrapasteurizado ('longa vida') ou em pó, iogurte (sem adição de açúcar);

- ovos;
- chá, café e água potável.

2. **Ingredientes culinários (óleos, gorduras, sal e açúcar):** são produtos extraídos de alimentos *in natura* ou da natureza por processos como prensagem, moagem, trituração, pulverização e refino. São usados nas cozinhas das casas, em refeitórios e restaurantes para temperar, cozinhar alimentos e para criar preparações culinárias.

Exemplos:

- óleos de soja, de milho, de girassol ou de oliva;
- manteiga, banha de porco, gordura de coco;
- açúcar de mesa branco, demerara ou mascavo;
- sal de cozinha refinado ou grosso.

3. **Alimentos processados:** são fabricados pela indústria com a adição de sal, açúcar ou outra substância de uso culinário a alimentos *in natura* para torná-los duráveis e mais agradáveis ao paladar. São produtos derivados diretamente de alimentos e são reconhecidos como versões dos alimentos originais. São usualmente consumidos como parte ou acompanhamento de preparações culinárias feitas com base em alimentos minimamente processados.

Exemplos:

- cenoura, pepino, ervilhas, palmito, cebola, couve-flor preservados em salmoura ou em solução de sal e vinagre;
- extrato ou concentrados de tomate (com sal e/ou açúcar);
- frutas em calda e frutas cristalizadas;

- carne seca e toucinho;
- sardinha e atum enlatados;
- queijos;
- pães feitos de farinha de trigo, leveduras, água e sal.

Embora o alimento processado mantenha a identidade básica e a maioria dos nutrientes do alimento do qual deriva, os ingredientes e os métodos de processamento utilizados na sua fabricação alteram de modo desfavorável a composição nutricional. Sal e açúcar são adicionados em quantidades muito superiores às usadas em preparações culinárias. Além disso, a perda de água que ocorre na sua fabricação e a eventual adição de açúcar ou óleo transformam alimentos com baixa ou média quantidade de calorias por grama (por exemplo, leite, frutas, peixe e trigo), em alimentos de alta densidade calórica (queijos, frutas em calda, peixes em conserva de óleo e pães), contribuindo para o ganho de peso e surgimento de doenças crônicas.

4. **Alimentos ultraprocessados:** são formulações industriais feitas inteiramente ou majoritariamente de substâncias extraídas de alimentos (óleos, gorduras, açúcar, amido, proteínas), derivadas de constituintes de alimentos (gorduras hidrogenadas, amido modificado) ou sintetizadas em laboratório com base em matérias orgânicas, como petróleo e carvão (corantes, aromatizantes, realçadores de sabor e vários tipos de aditivos usados para dotar os produtos de propriedades sensoriais atraentes). Técnicas de manufatura incluem extrusão, moldagem e pré-processamento por fritura ou cozimento.

Exemplos:

- vários tipos de biscoitos, sorvetes, balas e guloseimas em geral;

- cereais açucarados para o desjejum matinal;
- bolos e misturas para bolo;
- barras de cereal;
- sopas, macarrão e temperos 'instantâneos', molhos;
- salgadinhos "de pacote";
- refrescos e refrigerantes;
- iogurtes e bebidas lácteas adoçados e aromatizados;
- bebidas energéticas;
- produtos congelados e prontos para aquecimento, como pratos de massas, pizzas, hambúrgueres e extratos de carne de frango ou peixe empanados do tipo *nuggets,* salsichas e outros embutidos;
- pães de forma, pães para hambúrguer ou *hot dog,* pães doces e produtos panificados cujos ingredientes incluem substâncias como gordura vegetal hidrogenada, açúcar, amido, soro de leite, emulsificantes e outros aditivos.

Devido aos seus ingredientes, os alimentos ultraprocessados são nutricionalmente desbalanceados. Uma alimentação rica em ultraprocessados aumenta o risco de ganho de peso, favorece um maior consumo calórico, sendo um fator de risco para diversas doenças, como obesidade, diabetes tipo 2, doenças do coração e hipertensão. Os alimentos industrializados são carregados de ingredientes, como sal, açúcares e gorduras, que aumentam o prazer de comer (alimentos hiperpalatáveis), o que faz o nosso cérebro gostar e pedir cada vez mais!

Além de tudo o que foi explicado até aqui, há mais um grande motivo para nos atentarmos à qualidade do que comemos: os nutrientes e compostos bioativos dos alimentos influenciam o funcionamento dos nossos genes. Isso mesmo que você leu! Existe uma interação entre alimentação e genética. E a ciência que estuda essa interação é chamada de Nutrigenômica. Calma! Vamos entender mais sobre isso.

Nascemos com nosso material genético determinado, nosso DNA, mas nossos genes se expressam de maneira diferente ao longo da vida. E essa expressão sofre influência de diversos fatores, como alimentação, atividade física, estresse, sono, poluição... Desses, a alimentação é o principal fator que modula a expressão gênica. Isso mostra o poder incrível dos alimentos! Para simplificar, vamos imaginar nossos genes como interruptores. É como se a qualidade da nossa alimentação e estilo de vida fossem capazes de "ligar" ou "desligar" esses interruptores (genes), nos ajudando e protegendo, ou então nos colocando em risco para uma determinada doença. Isso mostra como o estilo de vida pode impactar nossa saúde! A boa notícia disso tudo é que nosso DNA não é nosso destino! Podemos modificar nosso estilo de vida para sermos a melhor versão de nós mesmos!

ENTENDENDO OS GRUPOS ALIMENTARES

De forma simplificada, podemos dividir os alimentos em três grupos alimentares: energéticos, construtores e reguladores. Se você consome pelo menos um alimento de boa qualidade de cada grupo na maioria das suas refeições, provavelmente está nutrindo bem o seu corpo.

> ▶ **Energéticos:** são alimentos fonte de carboidratos e gorduras, responsáveis pelo fornecimento de energia para o organismo, para realização de suas funções. Como exemplos de carboidratos, temos: cereais (arroz, trigo), raízes e tubérculos (batata, mandioca, mandioquinha, inhame), massas (pães, bolos) e açúcares (açúcar, mel, doces em geral). E, como exemplos de gorduras: óleos, azeite, manteiga.

▶ **Construtores:** são alimentos ricos em proteínas (animal ou vegetal), responsáveis pela formação, crescimento, manutenção e restauração dos tecidos do organismo (pele, unhas, cabelo, ossos, dentes, músculos, órgãos). Como exemplo temos: carnes (aves, peixes, bovina, suína), ovos, leguminosas (soja, feijão, lentilha, ervilha e grão-de-bico), leite e derivados (queijos, iogurtes).

▶ **Reguladores:** são alimentos ricos em vitaminas, minerais e fibras, responsáveis por regularem as funções do nosso organismo, além de participarem da formação de ossos e outros tecidos. Como exemplos temos: frutas em geral, verduras e hortaliças (rúcula, alface, couve, repolho) e legumes (cenoura, quiabo, vagem, beterraba etc.).

Uma alimentação equilibrada e saudável é aquela que contém todos os nutrientes que nosso corpo precisa para funcionar adequadamente: carboidratos, proteínas, gorduras, vitaminas, minerais e fibras. Ela também deve respeitar três regras fundamentais:

1. **Variedade:** não existe um alimento que contenha todos os nutrientes necessários para uma boa saúde. Portanto, devemos variar ao máximo os alimentos, para que o organismo possa absorver os mais diversos nutrientes. Um prato bem colorido é uma boa referência;

2. **Moderação:** não existem alimentos "bons" ou "ruins"; ou alimentos proibidos. Todos podem ser consumidos, desde que com moderação e equilíbrio;

3. **Qualidade:** já conversamos bem sobre isso, né? Significa comer mais alimentos que tenham uma boa composição nutricional, ricos em vitaminas, minerais e fibras; (por exemplo,

vegetais e legumes) e diminuir o consumo dos que possuem calorias "vazias", como açúcares e alimentos ultraprocessados.

Então, como montar um prato saudável e equilibrado? Ele deve conter:

- ▶ 1 fonte de carboidrato, de preferência integral (exemplo: arroz integral)+
- ▶ 1 fonte de gordura de boa qualidade (exemplo: azeite)+
- ▶ 1 fonte de proteína animal e/ou 1 fonte de proteína vegetal +
- ▶ fontes de vitaminas, minerais e fibras

Veja um exemplo na Figura 4.3:

Figura 4.3. Prato Saudável

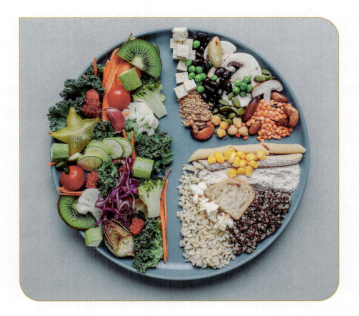

É importante lembrar que se o prato for equilibrado no almoço e no jantar, mas durante o dia houver consumo excessivo de doces, salgadinhos, balas, etc., a alimentação ficará desbalanceada.

CONSTRUINDO CAMINHOS PARA O EMAGRECIMENTO SAUDÁVEL

ENTÃO QUAL A MELHOR DIETA ?

Para que haja perda de peso, é preciso que se tenha déficit calórico. E será que existe uma melhor dieta para isso?

Antes de entrarmos nessa explicação, você sabe o que significa a palavra dieta? Ela vem do grego e significa "modo de viver". Isso mesmo! Será que existe um modo de viver único que funcione para todos da mesma forma? Certamente não, né?! Bom, isso significa dizer que uma mesma dieta não funcionará da mesma forma para todas as pessoas e que o primeiro passo é a individualização.

Hoje já temos diversos estudos científicos que mostram que não existe uma dieta que seja superior a outra em relação à perda de peso. O mais importante não é exatamente qual dieta foi seguida, mas sim a adesão a ela em longo prazo. Isso porque as evidências mostram que "caloria é caloria", ou seja, dietas isocalóricas (mesma quantidade de calorias), de diferentes constituições (predominantemente carboidrato, gordura ou proteína), mas de **boa qualidade nutricional**, não determinam maior ou menor perda de peso, pois o que determina essa perda é o número de calorias e não a composição da dieta em si.

Um estudo recente, publicado no JAMA, comparou dietas pobres em carboidratos (*low carb*) com dietas pobres em gordura (*low fat*) para perda de peso e a conclusão principal evidenciou perda semelhante nos dois grupos. Vale ressaltar que ambos os grupos receberam orientações sobre alimentação saudável com o mínimo de industrializados, isto é, o grupo *low carb* consumia poucos cereais industrializados, bolachas e pães; e o grupo *low fat* consumia pouco embutidos, carnes e queijos gordurosos.

O sucesso de uma intervenção dietética depende da adesão em longo prazo. Dietas pobres em carboidratos, em geral, levam a maior saciedade, e acabamos por comer menos; por outro lado, dietas pobres em gorduras restringem muitos alimentos calóricos e também podem ser úteis. Mas e no longo prazo? Você consegue viver com pouco carboidrato? Consegue se restringir mais e comer pouca gordura? Essa resposta é dada individualmente, e o estudo mostrou que testes genéticos ou níveis de insulina também não diferenciaram bem os grupos, mostrando que a adesão é o ponto-chave.

Hoje há várias dietas populares. Você provavelmente já ouviu o nome de algumas delas: *low carb*, mediterrânea, DASH, *plant based*, paleolítica etc. Quando analisamos, apesar de diferentes em alguns aspectos, todas elas têm alguns pontos em comum: preconizam a ingestão de muita fibra; o consumo de gorduras de boa qualidade; são predominantemente à base de vegetais; com uma boa variedade de alimentos (prato colorido) e controle das calorias consumidas. Além disso, todas elas orientam reduzir o consumo de açúcar, comidas muito processadas, *fast food*, pois são ricos em calorias e muito pouco nutritivos (Figura 4.4). Ou seja, todas elas focam em comida de verdade!

Portanto, o segredo realmente reside na qualidade global da alimentação e em como cortar calorias de uma maneira saudável e viável para a saúde. Cada paciente deve ser estimulado a encontrar o seu caminho, o seu possível e a sua dieta.

Figura 4.4. O que essas dietas tem em comum?

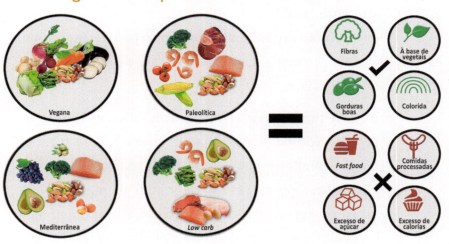

INDUSTRIALIZADOS SÃO SEMPRE RUINS? OLHE SEMPRE O RÓTULO!

Como foi dito, o ideal é termos uma alimentação com o mínimo de produtos industrializados, evitando os alimentos ultraprocessados. No entanto, sabemos que nem todos os industrializados são de má qualidade nutricional (ex.: leite de caixinha X biscoito recheado). Por isso, ao consumi-los devemos sempre olhar o rótulo! E quando digo olhar, refiro-me a ler, entender as informações ali contidas e, assim, escolher conscientemente o que será consumido! Vamos a algumas informações importantes nessa análise:

- ▶ O rótulo é dividido basicamente em lista de ingredientes e tabela nutricional;

- ▶ A lista de ingredientes estará sempre em ordem decrescente. Isto é, o primeiro ingrediente é aquele que está em maior quantidade no produto e o último, em menor quantidade;

- ▶ Quanto menor a lista de ingredientes, melhor. Um alimento rico em estabilizantes, aditivos e afins é sempre menos saudável. Quanto mais processado o alimento, mais aditivos ele contém. Alguns aditivos que não são prejudiciais: ácido cítrico, pectina, gomas (xantana, acassia, guar), polidextrose (é fibra), corantes naturais.

- ▶ Atentar para a presença de açúcar adicionado nos alimentos. Muitas vezes ele vem "disfarçado" de outros nomes: maltodextrina, xarope de milho, xarope de glicose, xarope ou extrato de malte, glicose de milho, sacarose, açúcar invertido, dextrose, frutose, que também são tipos de açúcar adicionados na preparação dos alimentos. A recomendação da Organização Mundial da Saúde (OMS) é que o consumo diário de açúcar não ultrapasse 25 g, o que corresponde a 6 colheres de chá. Se olharmos bem, uma única porção de muitos industrializados já ultrapassa esse valor diário recomendado!

▶ Uma dúvida muito comum é em relação aos alimentos integrais. Escolha preferencialmente os de grão 100% integral. Muitas vezes no rótulo vemos a frase "farinha enriquecida com ferro e ácido fólico". Muitos interpretam como sendo bom, pois foram adicionados nutrientes (ferro e ácido fólico). No entanto, é exatamente o contrário. Neste caso a farinha foi tão processada/refinada que perdeu seus nutrientes básicos, sendo necessário repô-los.

▶ Em relação à tabela nutricional, conterá, obrigatoriamente, as seguintes informações: porção; medida caseira (por exemplo: fatias, unidades, pote, xícaras, copos, colheres de sopa); valor energético (calorias); quantidade de carboidratos, proteínas, gorduras totais, gorduras saturadas, gorduras *trans*, fibra alimentar e sódio.

Um exemplo: entre esses iogurtes, qual escolher?

CONSTRUINDO CAMINHOS PARA O EMAGRECIMENTO SAUDÁVEL

Iogurte 1 (Tabela 4.1):

TABELA 4.1. TABELA NUTRICIONAL

Porção: 100g

Quantidade por porção		%VD(*)
Calorias	47 kcal	2
Carboidratos	5,6 g	2
Frutose	0 g	**
Galactose	2,7 g	**
Glicose	2,7 g	**
Lactose	0 g	**
Proteínas	6,1 g	8
Gorduras Totais	0 g	0
Gorduras Saturadas	0 g	0
Gorduras Trans	0 g	**
Fibra Alimentar	0 g	0
Sódio	49 mg	2
Cálcio	134 mg	13

Aditivo	7
Adoçante artificial	1
Corante	1

Leite desnatado, preparado de fruta (água, polpa de morango, citrato de cálcio, estabilizante pectina, aromatizante, corante natural carmim, acidulante ácido cítrico, conservador sorbato de potássio e edulcorante sucralose), concentrado proteico de soro de leite em pó, enzima lactase, fermento lácteo e estabilizante pectina. CONTÉM GLÚTEN. ALÉRGICOS: CONTÉM LEITE E DERIVADOS. PODE CONTER AVEIA E TRIGO.

*%valores diários de referência com base em uma dieta de 2.000 kcal ou 8.400 kj. Seus valores diários podem ser maiores ou menores dependendo da sua necessidade energética.
** valores diários não estabelecidos.

Iogurte 2 (Tabela 4.2):

TABELA 4.2. TABELA NUTRICIONAL

Porção: 250g (1 unidade)

Quantidade por porção		%VD(*)
Calorias	101 kcal	5
Carboidratos	11 g	4
Proteínas	15 g	20
Gorduras Totais	0 g	0
Gorduras Saturadas	0 g	0
Gorduras Trans	0 g	**
Fibra Alimentar	0,5 g	2
Sódio	113 mg	5
Cálcio	273 mg	27

Aditivo	3
Adoçante natural	1

Leite desnatado, concentrado proteico de leite, eritritol, cacau, aroma natural de baunilha, pectina, enzima lactase e fermento lácteo.
ALÉRGICOS: CONTÉM LEITE. NÃO CONTÉM GLÚTEN.

*%valores diários de referência com base em uma dieta de 2.000 kcal ou 8.400 kj. Seus valores diários podem ser maiores ou menores dependendo da sua necessidade energética. ** valores diários não estabelecidos.

Muitos bateriam o olho no rótulo e escolheriam de cara o primeiro, pois tem "menos calorias, carboidratos e sódio". No entanto, o primeiro ponto a reparar é o tamanho da porção! No primeiro iogurte, o rótulo refere-se a apenas 100 g do produto e cada unidade tem 250 g. Logo, neste caso, todas as informações nutricionais devem ser multiplicadas por 2,5! Assim ele tem um total de 117,5 kcal, 14 g de carboidratos, 15,2 5g de proteínas e 122,5 mg de sódio, ficando muito parecido com o segundo iogurte.

O próximo passo é olhar os ingredientes de cada um. Vemos que o primeiro tem muito mais ingredientes que o segundo e, como já explicado anteriormente, quanto menor essa lista melhor. No primeiro iogurte temos: sete aditivos, sendo 1 adoçante artificial (sucralose) e 1 corante (corante natural carmim). No segundo iogurte: 3 aditivos, sendo 1 adoçante natural (eritritol).

Neste caso, o segundo seria uma opção mais saudável! Mas ambos são ultraprocessados, então temos opções ainda melhores como este iogurte abaixo, com apenas 2 ingredientes (leite pasteurizado e fermentos lácteos).

Iogurte 3 (Tabela 4.3):

TABELA 4.3. TABELA NUTRICIONAL

Porção: 130 g (1 pote)

Quantidade por porção		%VD(*)
Calorias	76 kcal	4
Carboidratos	4 g	1
Proteínas	15 g	20
Gorduras Totais	0 g	0
Gorduras Saturadas	0 g	0
Gorduras *Trans*	0 g	**
Fibra Alimentar	0 g	0
Sódio	50 mg	2
Cálcio	120 mg	12

Ingredientes: Leite pausterizado desnatado e fermentos lácteos (*S. Termophilus, L. Bulgaricus, L. Acidophilus, Bifidus, L. Casei*). NÃO CONTÉM GLÚTEN. ALÉRGICOS: CONTÉM LEITE. CONTÉM LACTOSE.

Assim, é importante olharmos com cuidado o que estamos escolhendo, pois muitas vezes acabamos fazendo escolhas não tão boas assim! Nem tudo que é *fit*, *light*, "sem isso ou aquilo" é saudável! Fique de olho!

Outra dica importante sobre os rótulos é em relação à gordura *trans* que "não vemos":

- ▶ Gordura *trans* é um tipo de gordura que pode ocorrer naturalmente em alimentos de origem animal ou ser produzida industrialmente por meio de processos tecnológicos. Para a sua produção, o óleo líquido é transformado em gordura sólida, conferindo, por um baixo custo, maior crocância, sabor e prazo de validade aos produtos.

- ▶ A gordura *trans* industrial é amplamente utilizada pela indústria de alimentos, principalmente em produtos ultraprocessados, como sorvetes, cremes vegetais, massas instantâneas, salgadinho de pacote, bolos prontos, biscoitos, chocolates, pipoca de micro-ondas, margarina.

- ▶ Ela não é essencial ao organismo e não oferece nenhum benefício para a saúde. Por isso, não há recomendação de consumo ou valor mínimo tolerado. Ela reduz os níveis do colesterol bom, o HDL, que protege o coração, e aumenta os níveis do colesterol ruim, o LDL, que pode causar o entupimento dos vasos sanguíneos. O seu consumo excessivo está diretamente relacionado ao aumento de risco de doenças cardiovasculares, como derrame, infarto, entre outras.

- ▶ A informação sobre a quantidade de gordura *trans* nos alimentos é obrigatória no Brasil. Porém se igual ou inferior a 0,2 grama por porção do alimento, pode ser declarada como zero na TABELA NUTRICIONAL (Figura 4.5).

Figura 4.5. Identificação da gordura *trans* na tabela nutriconal

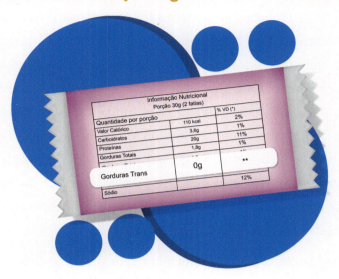

▶ A identificação da gordura *trans* também é obrigatória na LISTA DE INGREDIENTES, porém não existe uma padronização. Diversas denominações distintas são utilizadas pela indústria para se referir a esse ingrediente, o que pode gerar confusão e induzir o consumidor a erro (Figura 4.6).

Figura 4.6. Identificação da gordura *trans* na lista de ingredientes

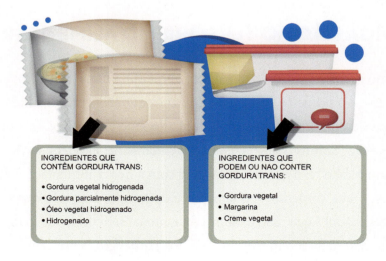

- Outro problema para a identificação da gordura *trans* é que as embalagens podem utilizar a alegação de "não contém gordura *trans*" ou "zero gordura *trans*" quando sua quantidade for igual ou inferior a 0,1 grama/porção. Por exemplo: uma porção de biscoito doce é de 30 g, correspondendo, em média, a duas unidades. Se o conteúdo de gordura *trans* não atingir 0,1 g nessa porção, no rótulo desse biscoito, pode estar declarado "não contém *trans*", o que significa que, se a pessoa consumir mais do que duas unidades de biscoito, não saberá ao certo qual a quantidade de gordura *trans* ingerida.

- Atualmente, a OMS recomenda que o consumo diário de gordura *trans* não ultrapasse 1% do valor energético total de uma dieta, o que representaria algo até 2 g por dia em uma dieta de 2.000 calorias, ou uma colher de sopa de margarina.

Bom, agora que aprendemos como fazer melhores escolhas alimentares, vamos entender por que devemos dar atenção a como comemos. Pois, além de equilibrar o prato, é importante que a refeição seja um momento agradável e tranquilo.

DIGA NÃO AO TERRORISMO ALIMENTAR

Como já conversamos, não existem alimentos "bons" ou "ruins" e entender isso é o primeiro passo para fazermos as pazes com a comida. Não devemos demonizar ou adorar nenhum alimento específico! Tem um ditado que diz "Somos o que fazemos repetidamente, excelência não é um ato. É um hábito". E o que isso tem a ver com a nossa alimentação? O que fazemos, o que comemos a maior parte do tempo, é que determinará o nosso resultado! Logo, não é, nunca foi e nunca será um pedaço de pizza ou uma fatia de bolo em um dia que nos fará engordar! E também não serão 5 dias tomando suco verde que nos farão emagrecer. O que vai determinar nosso ganho de peso é a constância dessas situações.

Isso nos mostra que não existem alimentos proibidos, o que não significa dizer que podemos comer à vontade, sem nos preocuparmos com a qualidade do que escolhemos. Significa dizer que temos que ter equilíbrio e consciência nas nossas escolhas!

PERMITA-SE SENTIR PRAZER AO COMER

Comer é um dos grandes prazeres da vida e não há nada de errado nisso! Compartilhar a comida é uma das felicidades do ser humano. Ela geralmente está presente nos momentos de celebração, de alegria, nos encontros com aqueles que amamos! Sentar em volta da mesa, com a família ou amigos, é mais importante do que pensamos, pois não satisfaz apenas as nossas necessidades fisiológicas. Comer junto nutre a alma, alimenta a memória, fortalece laços e cria vínculos entre as pessoas. A mesa é lugar de aprender e ensinar sobre a vida.

O fato de viver em restrição alimentar, ter problemas em relação à comida, transforma a refeição em um momento de ansiedade e estresse, que traz culpa e sofrimento. Isso pode levar a comportamentos transtornados: medo de sentir fome, de comer, de errar, de ganhar peso; medo daquela fatia de pizza ou do bolo de aniversário; insatisfação com o corpo; obsessão pela balança... É como se a pessoa não tivesse mais paz, pois fica o dia todo pensando nisso e sua vida gira em torno da comida, do peso e do seu corpo (Figura 4.7).

CONSTRUINDO CAMINHOS PARA O EMAGRECIMENTO SAUDÁVEL

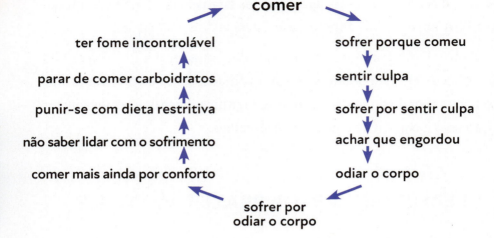

Isso sim é errado! Pois, como já falamos, uma alimentação saudável, além de equilibrada, variada, de boa qualidade, deve ser consumida com prazer e sem culpa!

ENTÃO COMO COMER?

Muitas vezes comemos como se estivéssemos no piloto automático. Não prestamos atenção no que comemos e nem nas nossas sensações de fome e saciedade; ou ainda nem mastigamos direito os alimentos que ingerimos.

Uma forma de tentar resgatar essa conexão com nosso corpo é por meio do *mindful eating*, que é a prática do comer consciente, com atenção plena. Você já ouviu falar?

Trata-se de estar presente e plenamente consciente do ato de comer. Isso significa ouvir os sinais de fome e saciedade que o nosso corpo nos dá; tirar todas as distrações no momento da refeição (como televisão, celular ou computador); sentir o cheiro da comida; perceber a cor, a textura, a temperatura, o sabor dos alimentos; mastigar devagar, saboreando cada pedaço e percebendo as sensações que são despertadas. É aproveitar os alimentos, comer com prazer, sem julgamentos ou críticas a alimentos específicos, como aqueles com carboidratos ou gorduras, por exemplo. Comer de forma consciente ajuda a evitar que se coma por ansiedade ou compulsivamente. Pode ajudar também na redução da quantidade de comida ingerida, além da melhora na qualidade alimentar.

Ao adotar essa prática, trabalhamos a consciência dos sinais físicos e emocionais da alimentação, o que nos permite reconhecer quando realmente estamos com fome ou com vontade de comer, além dos gatilhos que despertam o desejo de comer. Além disso, ao mastigar devagar, saboreando a refeição, conseguimos perceber os sinais de saciedade enviados pelo nosso corpo. Isso nos permite parar de comer quando estamos satisfeitos e não apenas depois de exagerarmos e nos sentirmos "estufados" e desconfortáveis. O uso de telas ou outros distratores durante a refeição também nos impede de percebermos esses sinais de saciedade, levando a uma maior ingestão de alimentos.

Já existem várias pesquisas que mostram que o *mindful eating* ajuda a reduzir os quadros de compulsão alimentar, facilita escolhas alimentares conscientes, permite reconhecer os sinais de fome e saciedade, controla vários estados emocionais, permite reequilibrar a relação com a comida, além de cultivar a autoaceitação.

Vale lembrar que comer com prazer não significa comer com gula! É comer o alimento que você gosta devagar, realmente saboreando-o, aproveitando o momento, e parar quando sentir que está ficando satisfeito. O simples fato de não se proibir um determinado alimento já diminui a sua importância. Deixamos de comer com a sensação de despedida, pois, se quisermos, poderemos comer mais amanhã ou qualquer outro dia. Assim, aos poucos, vamos aprendendo a equilibrar e a comer tudo com mais moderação e consciência.

Veja na Tabela 4.4 os princípios do *mindful eating* e como colocá-los em prática:

Tabela 4.4. Princípios e Aplicações do *Mindful Eating*

PRINCÍPIOS	COMO APLICAR
▶ Avaliar sinais de fome e saciedade	▷ Avalie a razão para comer (emoções x fome) e use a escala de fome (Figura 4.8) para avaliar o seu nível ▷ Entre 3 e 6 é o momento ideal para começar e parar de comer
▶ Reduzir o tamanho das porções	▷ Sirva menos comida ▷ Use pratos menores ▷ Peça porções menores em restaurantes
▶ Reduzir as distrações ao comer	▷ Sente-se confortavelmente em uma cadeira e mesa adequadas para refeição e concentre-se em apreciar a comida ▷ Desligue a televisão, o computador; deixe o celular de lado ▷ Trabalhe a respiração e observe os alimentos que irá ingerir
▶ Reduzir a taxa de ingestão	▷ Mastigue bem antes de engolir ▷ Morda pequenos pedaços por vez ▷ Faça uma pausa entre as mordidas ▷ Descanse os talheres entre as mordidas ▷ Não tenha pressa para comer

REVELANDO OS INGREDIENTES PARA UMA ALIMENTAÇÃO SAUDÁVEL

▶ **Saborear o alimento**

▷ Faça da refeição um momento prazeroso!

▷ Desligue o julgamento sobre nutrientes e calorias

▷ Use todos os sentidos para apreciar a comida

▷ Crie um ambiente positivo e agradável para comer. Aprecie onde e com quem você está

▷ Observe o que sente: conforto, alegria, satisfação...

▷ Agradeça pelo momento e por sua refeição

Figura 4.8. A escala da fome

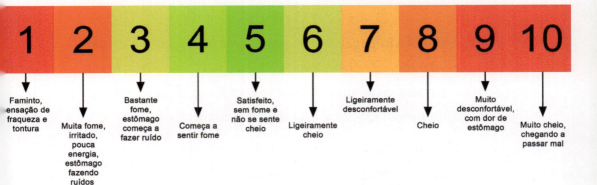

Adaptado de *The Center for Health Promotion and Wellness MIT Medical from You Count, Calories Don't*, Ominchanski, L. (1992).

Para quem nunca tinha ouvido falar em atenção plena antes, tem um exercício interessante que é a "meditação da uva-passa". Ela tem como objetivo facilitar a compreensão do conceito de *mindfulness*, utilizando uma abordagem experiencial. No livro *Atenção plena para iniciantes*, Kabat-Zinn explica que "a passa se torna o mestre da meditação, revelando aspectos de seu relacionamento com a comida e do ato de comer que com frequência não vêm à tona, à superfície da consciência". Vamos tentar? Faça a experiência!

MEDITAÇÃO DA UVA-PASSA

Reserve 5 a 10 minutos nos quais você possa ficar sozinho, sem ser interrompido. Desligue o celular para não se distrair. Pegue três uvas-passas, papel e caneta para registrar suas reações. Outras opções são três pedaços pequenos de chocolate ou outro alimento que você goste muito. Mas, se gostar e puder, faça com as uvas-passas.

Leia as instruções a seguir para saber o que é necessário e só as releia se precisar. Seu sentimento enquanto faz a meditação é mais importante do que seguir cada instrução nos mínimos detalhes. Você deve gastar em torno de 20 segundos em cada um dos oito estágios:

1. **SEGURAR:** pegue a primeira uva-passa e segure-a na palma da mão ou entre os dedos e o polegar. Concentre-se nela, sinta-a como se nunca tivesse segurado uma. Consegue sentir seu peso? Qual a sensação dela em sua mão?

2. **VER:** dedique um tempo para realmente olhar a passa. Imagine que nunca tenha visto uma antes. Examine-a com cuidado e atenção. Deixe os olhos explorarem seus detalhes. Examine os pontos onde a luz brilha, as cavidades mais escuras, as dobras e os sulcos.

3. **TOCAR:** revire a passa entre os dedos, sentindo sua textura. Que sensação ela provoca em sua mão?

4. **CHEIRAR:** feche os olhos, aproxime-a do nariz e perceba o que sente a cada inspiração. Qual o seu aroma? Deixe o cheiro penetrar sua consciência. Se não houver aroma, note isso também.

5. **SENTIR:** passe a fruta nos lábios e sinta sua textura. Agora, coloque-a na boca, mas sem mastigar ainda. Perceba as sensações de tê-la dentro da boca. Comece a explorar a fruta com a língua.

6. **MASTIGAR:** quando estiver pronto, conscientemente dê uma mordida na passa e note os efeitos na fruta e na sua boca. Observe quaisquer sabores que ela libere. Sinta a textura enquanto seus dentes a mordem. Mastigue devagar, mas não engula ainda. Note o que está acontecendo em sua boca.

7. **ENGOLIR:** veja se consegue detectar a primeira intenção de engolir surgindo em sua mente. Observe essa intenção antes de realmente engolir. Note os movimentos que a língua faz a fim de se preparar para isso. Tente acompanhar as sensações da deglutição (do ato de engolir). Até onde você consegue sentir o alimento? Em que momento o gosto desaparece? Quando o prazer acaba?

8. **EFEITOS POSTERIORES:** finalmente, passe alguns momentos observando os efeitos de deglutição. O sabor continua na boca depois que você engole? Qual a sensação da ausência da passa? Existe uma tendência automática de procurar outra?

Agora, abra os olhos e pegue a segunda uva-passa. Repita todas as etapas com calma, percebendo as diferenças e semelhanças em relação à primeira. Depois, faça tudo novamente com a terceira uva-passa. Quais foram as suas sensações? Respire fundo, quantas vezes quiser e pense em como foi essa experiência para você! Isso que conta!

Leitura sugerida

1. Tunstall-Pedoe H. Preventing Chronic Diseases. A Vital Investment: WHO Global Report. Geneva: World Health Organization; 2005. p. 200. CHF 30.00. ISBN 92 4 1563001. Also published on http://www. who. int/chp/chronic_disease_report/en. Oxford: Oxford University Press; 2006.

2. Melo EA, Jaime PC, Monteiro CA. Guia alimentar para a população brasileira [Internet]. Brasília: Ministério da Saúde; 2014. Disponível em: http://portalsaude.saude.gov.br/images/pdf/2014/novembro/05/Guia-Alimentar-para-a-pop-brasileira-Miolo-PDF-Internet.pdf. Acesso em:

3. Dansinger ML, Gleason JA, Griffith JL, Selker HP, Schaefer EJ. Comparison of the Atkins, Ornish, Weight Watchers, and Zone diets for weight loss and heart disease risk reduction: a randomized trial. JAMA. 2005;293(1):43-53. doi: 10.1001/jama.293.1.43.

4. Monroe JT. Mindful Eating: Principles and Practice. Nutrition Review. 2015;9(3):217-220. doi: 10.1177/1559827615569682.

→ *O desafio*

Sempre que possível, substitua a farinha branca das suas receitas (bolos, tortas, panquecas, *muffins*, *cookies*, quiches etc.) por farinha de aveia

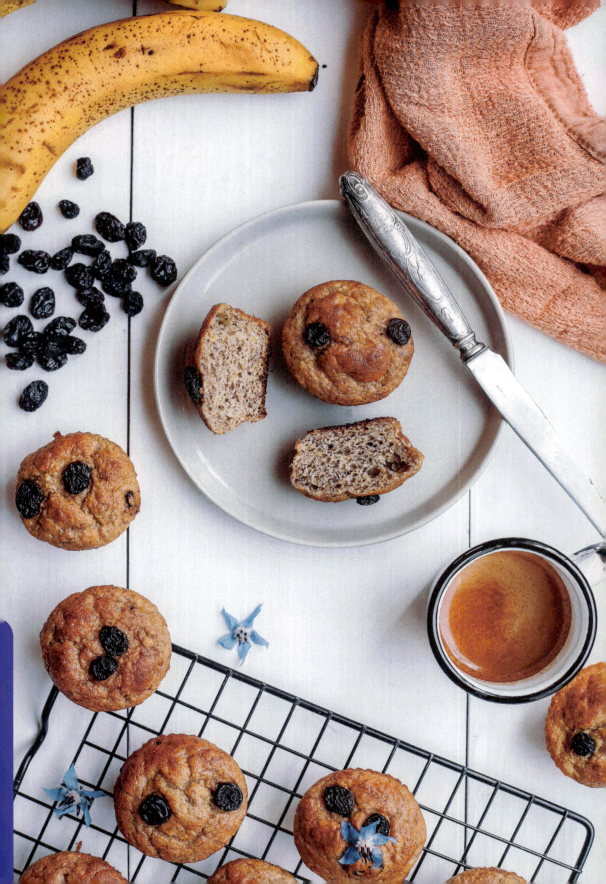

→ *A receita*

Adriana Katekawa | Juliana Watanabe | Tutu Galvão Bueno

Muffins integrais de banana com uvas-passas

Rendimento: 6 *muffins* tradicionais ou 12 *muffins* pequenos

Ingredientes:

- 2 bananas bem maduras
- 2 ovos
- 1 colher (chá) azeite
- 1 xícara (chá) de farinha de aveia
- 4 colheres (sopa) de uvas passas
- 2 colheres (chá) de fermento em pó
- ¼ de colher (chá) de bicarbonato de sódio

Modo de preparo: Pré-aqueça o forno a 180ºC. Amasse as bananas. Misture os ovos, azeite e banana amassada. Misture os demais ingredientes e coloque em 10 a 12 forminhas de *muffin* pequenas. Encha cerca de 70% da forma. Asse por cerca de 15 a 20 minutos, até que estejam dourados e um palito de dente saia limpo quando espetado no centro do *muffin*.

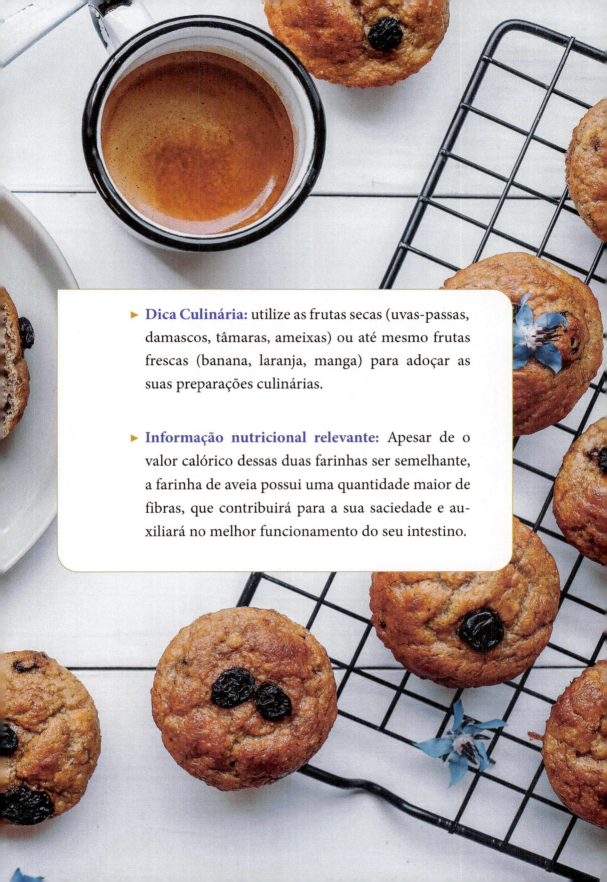

▶ **Dica Culinária:** utilize as frutas secas (uvas-passas, damascos, tâmaras, ameixas) ou até mesmo frutas frescas (banana, laranja, manga) para adoçar as suas preparações culinárias.

▶ **Informação nutricional relevante:** Apesar de o valor calórico dessas duas farinhas ser semelhante, a farinha de aveia possui uma quantidade maior de fibras, que contribuirá para a sua saciedade e auxiliará no melhor funcionamento do seu intestino.

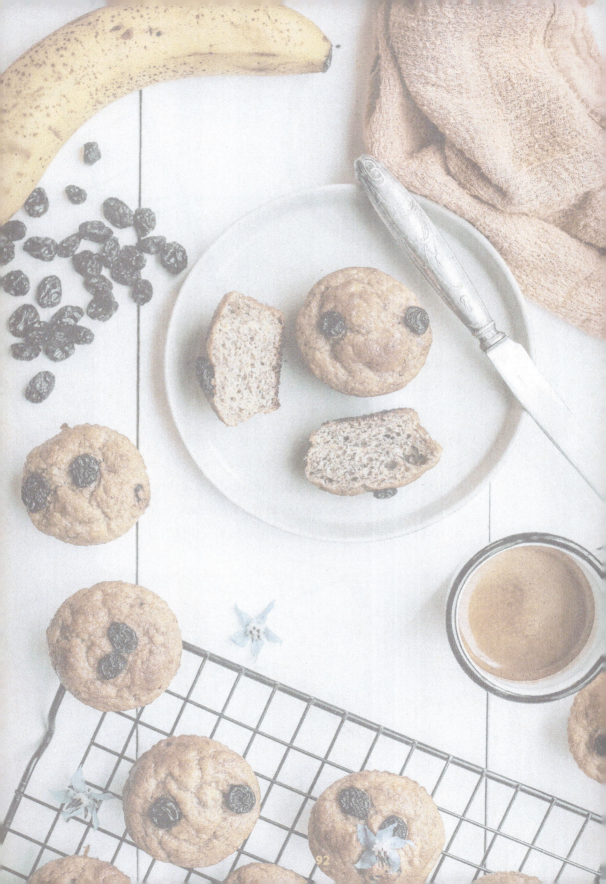

5

AQUELA PORÇÃO QUE NÃO PODE FALTAR: ATIVIDADE FÍSICA

Andrea Abbud

"Restringir seu foco a metas pequenas exequíveis pode expandir a sua esfera de poder"

Por favor, não pule esse capítulo. Eu sei que você já deve ter ouvido falar milhares de vezes que atividade física faz bem à saúde, que você deveria praticar.

Muito provavelmente você também já deve ter tentado desenvolver o hábito de praticar atividade física de manhã e se pegou sendo sabotado por escolhas demais. Quando o despertador toca, devo levantar imediatamente ou colocar no modo soneca por mais 5 minutinhos? O que devo vestir para me exercitar? Vou para o parque ou para academia? Qual tipo de atividade vou fazer hoje? Por quanto tempo? Vou comer o quê antes? Ligo para alguém ou vou sozinho? Nesse momento você já pensou em tantas variáveis e já colocou tantas barreiras, que optou pelo modo soneca e deixou o plano de começar a fazer atividade física para um outro momento, não é mesmo? Se a resposta for sim, saiba que você não está sozinho!

Neste capítulo, nossa principal intenção é despertar motivação e vontade em praticar atividade física, além de expor os múltiplos benefícios e ajudá-los a incorporar o movimento no seu dia a dia.

Você não precisa correr uma maratona! Vou mostrar como mecanismos facilitadores da sua ação, pequenos passos e pequenas mudanças podem promover a uma vida melhor e mais longa.

Agora nossa missão aqui é mais do que dizer que você "precisa fazer", vamos conversar sobre "como fazer"!

O QUE É ATIVIDADE FÍSICA?

É qualquer movimento corporal dos músculos que resulta em gasto energético acima dos níveis de repouso.

O QUE É EXERCÍCIO FÍSICO?

Exercício físico é uma atividade física planejada e estruturada, que tem como propósito a melhora do condicionamento físico e da saúde global.

O QUE É SEDENTARISMO?

Sedentarismo é a ausência da atividade física, que tem se mostrado através de estudos clínicos ser tão prejudicial quanto outros hábitos maléficos à saúde, assim como o tabagismo, por exemplo.

AQUELA PORÇÃO QUE NÃO PODE FALTAR: ATIVIDADE FÍSICA

A partir desses conceitos, percebemos que a atividade física engloba tanto os exercícios físicos e os esportes, quanto outras atividades como lazer ativo, atividades domésticas, trabalho ocupacional e qualquer outro movimento que resulte em gasto energético.

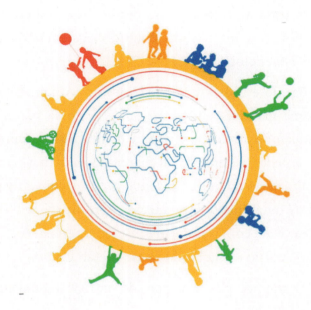

POR QUÊ DEVEMOS PRATICAR ATIVIDADE FÍSICA?

Diversos estudos mostram que a prática de atividade física promove uma série de benefícios poderosos para a saúde física e mental, independentemente da perda de peso, ou seja, ainda que não haja emagrecimento, esse hábito é capaz de prevenir e ainda tratar algumas doenças.

Apenas o fato de reduzir o tempo sedentário já é capaz de diminuir esses riscos.

QUAIS SÃO OS BENEFÍCIOS PROMOVIDOS PELA ATIVIDADE FÍSICA?

A maioria das pessoas enxerga a atividade física apenas como instrumento para promover auxílio na perda de peso. Claro que essa é uma excelente arma não apenas para perda, mas também para a manutenção do peso que foi perdido, contudo existem diversas evidências de outros benefícios.

Nosso músculo é nosso maior patrimônio! Atualmente reconhecido como uma glândula endócrina, ele é a nossa maior glândula. Quando praticamos atividade física, a contração muscular induz a secreção de centenas de moléculas chamadas miocinas, através delas ocorre a comunicação do músculo com o cérebro, com o fígado, com o coração e vasos sanguíneos, com o tecido gorduroso, com o intestino, com o pâncreas e até com o próprio músculo, exercendo efeitos benéficos em todo o corpo e regulando nosso metabolismo.

Vamos citar algumas das vantagens de ser fisicamente ativo:

EFEITOS NEUROLÓGICOS

- ▶ Melhora de funções cognitivas: a prática de atividade física melhora memória, aprendizado, linguagem e pode até reduzir o risco de doença de Alzheimer.
- ▶ Redução da depressão, ansiedade e estresse: durante a atividade física, liberamos neurotransmissores, que são substâncias produzidas pelos neurônios, como dopamina, adrenalina, serotonina, capazes de promover a sensação de bem-estar físico e emocional.
- ▶ Melhora do sono e do humor.
- ▶ Melhora da autoestima.

EFEITOS METABÓLICOS

▶ Prevenção e controle de diabetes: atividade física promove melhora da secreção e da ação da insulina (hormônio que regula os níveis de açúcar no sangue), melhorando a sensibilidade a ela e, assim, ajudando tanto na prevenção como em um melhor controle da glicemia.

▶ Redução e controle de peso: a perda de peso consiste em balanço energético negativo, ou seja, devo gastar mais energia do que consumo → a atividade física auxilia na lipólise, que é a quebra de gordura, e também na transformação do tecido adiposo branco em tecido adiposo marrom. O tecido adiposo marrom aumenta o nosso gasto energético, favorecendo a perda e manutenção do peso perdido.

▶ Melhora do colesterol.

EFEITOS CARDIOVASCULARES

▶ Controle da pressão arterial: a atividade física é capaz de reduzir os níveis pressóricos, ajudando em um melhor controle, e muitas vezes é até possível reduzir a dose dos medicamentos.

▶ Redução do risco de doenças cardíacas: o benefício é tanto para prevenção de doenças cardíacas como para reabilitação em pessoas que já tiveram algum evento cardíaco. Como redução da pressão arterial, controle de diabetes, redução de inflamação, melhora do colesterol, promovem redução das placas de ateroma, ou seja, da placa de gordura em nossas artérias, cursando, assim, com redução do risco de infarto e de acidente vascular encefálico (derrame).

EFEITOS OSTEOMUSCULARES

- Redução do risco de quedas: atividade física promove um fortalecimento dos nossos ossos e músculos, fazendo com que tenhamos mais força e tônus muscular para evitar uma queda, e ainda deixando os ossos mais resistentes caso ela ocorra.
- Melhora da postura.

EFEITOS PROTETORES

- Melhora da imunidade e redução da inflamação crônica.
- Redução do risco de alguns tipos de câncer, como mama e cólon.

LONGEVIDADE

- Vida longa! Estudos mostram que praticantes de atividade física vivem mais e vivem melhor do que pessoas sedentárias.

QUAIS SÃO OS TIPOS DE EXERCÍCIO FÍSICO?

▶ **Aeróbico:** é um tipo de exercício capaz de aumentar a aptidão cardíaca e respiratória, por exemplo caminhada, corrida, bicicleta.

▶ **Resistência (ou resistivo):** é o exercício de força, como aparelhos de musculação, pesos e até o peso do nosso próprio corpo.

▶ **Equilíbrio:** é o exercício que promove melhora da estabilidade do corpo, ajudando a evitar queda. *Tai chi chuan* é um tipo de exercício direcionado para melhora do equilíbrio.

▶ **Mobilidade:** ajudam a melhorar a amplitude de movimentos, como alongamento e yoga.

COMO SABER QUAL ATIVIDADE FÍSICA É MAIS INDICADA PARA MIM?

A indicação do tipo de atividade deve ser individualizada, não podemos recomendar a mesma atividade para todo mundo, mas de uma maneira geral, o ideal é tentar fazer atividade física de força pelo menos duas vezes por semana e mesclar com as demais modalidades, como aeróbico, equilíbrio e mobilidade. Idealmente deve ser avaliado por um profissional, a depender dos seus objetivos e condições prévias, que irão guiar a melhor escolha em cada etapa.

QUANTO TEMPO PRECISO FAZER DE ATIVIDADE FÍSICA?

A AHA (*American Heart Association*), assim como as sociedades brasileiras, recomenda 150 minutos por semana, ou seja, 30 minutos cinco vezes por semana ou 50 minutos três vezes por semana, de atividade física moderada, que corresponde a sentir dificuldade para falar ou cantar. Outra opção é exercitar-se 75 minutos por semana, mas de atividade física intensa. Já para pessoas que têm diagnóstico de obesidade, o ideal seriam 200 minutos por semana!

Eu costumo dizer que, apesar de essas metas serem ideais, qualquer movimento é melhor que nenhum movimento. Se você não está apto a praticar atividade ou se você não consegue dispor de 150 minutos do seu tempo por semana, você não precisa esperar o momento ideal da sua vida em que terá esse tempo. Comece com o que você pode fazer, com o tempo que você puder! Cinco minutos de exercício físico é MUITO MELHOR do que nada!

Falando em movimento, cada minuto conta.

E AGORA? COMO DEVO COMEÇAR?

Meu propósito é ajudar você a começar a praticar o movimento, mesmo que você não faça os 150 minutos recomendados por semana, podemos ir começando aos poucos e aumentando gradativamente, reduzindo o tempo que você fica sentado. Pequenas mudanças na sua rotina já são altamente benéficas para sua saúde!

Resolvi, então, desenhar um plano, tanto para quem está sedentário há anos, ou para aqueles que praticavam o movimento, mas por algum motivo pararam e até para aqueles que já fazem e querem melhorar o rendimento e condicionamento.

AQUELA PORÇÃO QUE NÃO PODE FALTAR: ATIVIDADE FÍSICA

VAMOS COMEÇAR COM UM PASSO A PASSO

1. Primeiramente, vamos refletir, qual é a MELHOR coisa que você acha que poderia acontecer, se você começar a ter uma vida mais ativa?

2. Agora pense qual a sua MOTIVAÇÃO de começar a fazer algum tipo de movimento. De 0 a 10, sendo 0 vontade nenhuma ou 10 muita vontade, qual nota você daria?

3. Agora liste três RAZÕES pessoais pelas quais você acredita que a atividade física traria algum tipo de benefício para você.

4. Faça uma lista incluindo todo tipo de movimento com os quais você SIMPATIZA: dança, yoga, caminhada, bicicleta, natação, *skate,* tênis… Qualquer que seja ela, já faz muito sentido iniciar com alguma que você tenha afinidade.

5. Faça uma lista de OBSTÁCULOS que te impedem de começar a se movimentar e escreva possíveis soluções para driblar esses obstáculos e transformar um planejamento em ação.

6. Reduza o tempo de ativação: Colocar o comportamento desejado no caminho da MENOR RESISTÊNCIA exigirá menos energia para executá-la. Facilitar suas ações, ou seja, separar sua roupa 1 dia antes, dormir de meia e deixar seu tênis ao lado da cama e já vesti-lo assim que acordar, dormir com alguma outra peça que vai usar na atividade física, faz com que seu cérebro entenda que você já está preparado para isso, ele entende que vai ser mais fácil ir se movimentar do que tirar toda roupa de novo! Parecem estratégias tolas, mas quanto menos energia necessária para dar início a um hábito, mais chances de esse hábito se desenvolver, e uma vez que o hábito foi aderido, tenderá a se manter na mesma direção e você não precisará mais desse ritual. Funciona, pode apostar.

7. Crie um COMPROMISSO: Agende com você mesmo esse compromisso como se fosse de trabalho ao qual você não pode faltar e, agora que você já está motivado, já sabe como eliminar os obstáculos, já facilitou o caminho da menor resistência, comprometa-se a realizar.

Já definimos então os elementos importantes:

REFLEXÃO > MOTIVAÇÃO > PLANEJAMENTO > AÇÃO

É HORA DE SE MOVIMENTAR!!!

Vou te dar algumas dicas para partirmos para AÇÃO!!

▶ **DICA 1:** Não se corre uma maratona de uma só vez! Você pode começar separando apenas 5 minutos pela manhã e ir aumentado o passo e o tempo gradativamente. A ideia não é sofrer de dor e exaustão logo no começo e dar tudo de si de uma vez só, dessa maneira você se sentirá frustrado, o ideal é ir preparando seu corpo para um melhor condicionamento.

▶ **DICA 2:** Encontre uma boa companhia. Ter alguém para te incentivar e para você incentivar pode tornar a atividade física mais prazerosa e ainda conseguir conciliar atividades sociais com atividade física. Convença alguém ou entre num grupo, além de mais divertido, a chance de você continuar é maior.

▶ **DICA 3:** Selecione algumas músicas que te animam, sabe aquelas músicas que toda vez que você escuta, sua vontade é levantar, dançar ou pular? Crie uma *playlist* com algumas delas, ou então um programa, uma série de TV e assista enquanto se movimenta, o tempo vai passar bem mais depressa.

▶ **DICA 4:** O tempo é só seu. Se preferir, vá sozinho! Já parou para pensar que a prática de atividade física é um momento único que nos damos de PRESENTE para cuidarmos de nós mesmos? É uma oportunidade de pensarmos em nossas vidas, encontrarmos soluções para questões que às vezes, na correria do dia a dia, mal temos tempo para analisar. Aproveite!

▶ **DICA 5:** Utilize a tecnologia como aliada: programas de yoga, de exercícios aeróbicos ou de resistência são disponibilizados em aplicativos ou ainda em canais pela internet para diferentes níveis. São facilmente encontrados.

▶ **DICA 6:** E por que não nos fins de semana? Se durante a semana o tempo ainda é uma barreira, que tal tornar uma atividade física aos fins de semana uma fonte de prazer, distração e contato social? Uma caminhada no parque, esportes aquáticos ou dança com familiares ou amigos podem se tornar extremamente prazerosos e promover vários benefícios a sua saúde.

▶ **DICA 7:** Contrate um educador físico para te orientar. Além de otimizar seu tempo, agendar um compromisso com alguém e investir financeiramente em algo aumenta a chance de aderência, além de ajudar a criar atividades físicas que melhor se encaixam em suas metas e a orientação de um professor reduz o risco de lesões.

▶ **DICA 8:** Movimente-se em casa! Além dos treinos na internet, se você tiver disponível esteira ou bicicleta ergométricas em sua casa, pode ser uma excelente alternativa para otimizar seu tempo!

CONSTRUINDO CAMINHOS PARA O EMAGRECIMENTO SAUDÁVEL

REDUZINDO O TEMPO SENTADO

Assistir televisão, usar o celular, ler, escrever, costurar, tricotar, trabalhar sentado, dirigir, jogar videogame... Você consegue mensurar quanto tempo passa sentado ao longo do dia?

Um estudo da universidade de Leicester, na Inglaterra, mostrou que os adultos ficam em média 50-60% do dia sentados!

Mesmo para quem já pratica atividade física regularmente, há benefícios adicionais em reduzir o tempo sentado.

Podemos conseguir aumentar nosso tempo ativo com simples mudanças como essas:

- ▶ Se você trabalha muitas horas sentado, tente aumentar o tempo em pé ao longo do dia.
- ▶ Aumente o número de passos: com a ajuda de um podômetro (aparelho que conta o número de passos), podemos ter noção de quantos passos damos ao longo do dia e ir tentando aumentar esse número. *Smartphones* ou *smartwacthes* têm contadores de passos que podem ajudar a mensurar.
- ▶ Você pode fazer reuniões ou falar no telefone caminhando, por exemplo.
- ▶ Quando estiver no trabalho, levante-se e vá debater sobre algum assunto até a sala de um colega de trabalho, em vez de ligar ou mandar e-mail.
- ▶ Pare mais longe no estacionamento do trabalho, do shopping ou do mercado.
- ▶ Desça uma estação antes de ônibus ou metrô para chegar até seu trabalho ou sua casa.

AQUELA PORÇÃO QUE NÃO PODE FALTAR: ATIVIDADE FÍSICA

- Utilize escadas em casa ou trabalho. Se você trabalha ou mora em um andar muito alto e acredita que será muito começar dessa maneira, pegue o elevador até metade do caminho por exemplo, e suba o restante de escadas, ou suba até onde for capaz e depois chame o elevador.

- Reduza o tempo de uso do celular ou de televisão. A melhor maneira de se livrar de um mau hábito é simplesmente torná-lo mais inacessível, ou seja, coloque mecanismos de barreira para você usar menos esses dispositivos, como tirar as pilhas do controle da televisão, ou programar tempo de uso no seu celular com bloqueio de uso excessivo. No momento em que você for pegar o controle para ligar a TV e não conseguir, pois está sem pilhas, você vai se lembrar de que se propôs a fazer algo diferente nesse momento, algo mais ativo. Simplesmente tente!

- Utilize sinais como bilhetes no escritório ou lembretes no celular, com avisos de que é hora de levantar e caminhar por 1 minuto, você pode levantar para pegar um copo de água a cada hora, ou não encher por completo sua garrafa quando estiver trabalhando, encha metade e vá reabastecendo por partes.

- Plante frutas, vegetais ou flores no seu jardim ou sacada. Jardinagem e atividades domésticas contam como atividade moderada, a depender da intensidade.

- Não fique parado assistindo às crianças ou a atletas jogarem futebol, por exemplo, vá andando de um lado para o outro do campo enquanto aproveita esse momento!

CONSTRUINDO CAMINHOS PARA O EMAGRECIMENTO SAUDÁVEL

EU SEMPRE TIVE O HÁBITO DE PRATICAR ATIVIDADE FÍSICA, MAS DEIXEI DE FAZER E AGORA NÃO ENCONTRO MOTIVAÇÃO PARA VOLTAR

Sabe quando você olha fotografias de momentos felizes em família, com amigos ou viagens e você resgata aquela sensação boa? Ou quando você sente o cheiro de algo e aquele cheiro te lembra alguém ou algum momento? Tente fazer o mesmo! Tente se lembrar de como você se sentia durante e após a atividade física, como era a qualidade do seu sono, sua disposição e energia para executar as tarefas do dia a dia, como era sua concentração, lembre-se de como era essa SENSAÇÃO. Resgate como você se organizava para ir, qual era seu planejamento.

Quaisquer que sejam essas memórias positivas, serão bem-vindas. Resgatar boas sensações ajuda a encontrarmos mais motivação e determinação para recomeçar!

EU JÁ FAÇO ATIVIDADE FÍSICA, MAS NÃO CONSIGO MELHORAR MEU CONDICIONAMENTO

A ideia é pensar nas variáveis FITT (frequência/intensidade/tempo/tipo).

Desafie-se! Tente aumentar a frequência, a intensidade ou o tempo. Pode-se tentar trocar o tipo de atividade física também para criar novos estímulos.

Vá aumentando seu ritmo mesmo que não seja tão intenso, de semana em semana, de preferência supervisionado por um profissional capacitado.

Quando realizar a atividade, tente estimar o grau de cansaço para que você perceba conforme for melhorando seu condicionamento, você vai se sentir menos cansado com o mesmo tipo de exercício que fazia antes, essa é a hora de evoluir mais!

Veja a escala de percepção de esforço na Tabela 5.1.

Tabela 5.1. Escala de percepção de esforço

NÍVEL	ESFORÇO	SINAIS FÍSICOS
0	Nenhum	Nenhum
1	Mínimo	Nenhum
2	Pouco	Sensação de movimento
3	Moderado	Forte sensação de movimento
4	Um pouco difícil	Calor
5	Difícil	Começa a suar
6	Mais difícil	Moderada sudorese
7	Muito difícil	Moderada sudorese e respiração normal
8	Extremamente difícil	Transpiração intensa e dificuldade na respiração
9	Esforço máximo	Sudorese máxima e exercício sem respiração
10	Fadiga	Exaustão

ESTOU GESTANTE! POSSO PRATICAR ATIVIDADE FÍSICA?

A gestação é um período ideal para mudanças positivas no estilo de vida, tanto na inclusão de atividades físicas, quanto no consumo alimentar saudável e cessação de hábitos maléficos à saúde da mãe e do bebê, como fumar e consumir bebidas alcoólicas. Gestantes costumam estar bem engajadas e motivadas a melhorar os hábitos em prol dos filhos.

Estudos sugerem que o exercício físico na gestação é seguro e ainda reduz o risco de ganho excessivo de peso, dor lombar, pré-eclâmpsia, diabetes gestacional, incontinência urinária e ainda eventos depressivos.

Desde que não haja contraindicações, que são algumas condições específicas que precisam ser avaliadas pelo médico, as mulheres devem ser encorajadas a praticar exercícios durante a gravidez, claro, com adaptações às condições de cada gestante, assim como condicionamento prévio, período de gestação e condições clínicas preexistentes. De maneira geral, gestantes sem complicações podem praticar 30 minutos de caminhada e exercícios de força por 30 minutos, cinco vezes por semana, e aquelas previamente sedentárias podem começar com caminhadas de 10 a 20 minutos três vezes por semana e ir aumentando progressivamente.

SOU IDOSO, ESSA É HORA PARA COMEÇAR O MOVIMENTO?

Eu gosto de dizer que nunca é tarde para se iniciar atividade física, e também sou contra pensamentos que idosos são completamente resistentes às mudanças. A ideia é motivá-los a iniciar, mostrando que são capazes e que terão uma vida melhor.

Os principais benefícios da atividade física em idosos incluem força, flexibilidade, funcionamento diário e manutenção da independência, além da redução do risco de queda e lesões a ela relacionadas. Além disso, ajudam a reduzir o índice de depressão. Exercícios em grupo aumentam o contato social, sem falar do aumento da disposição para brincar com os netos, ter mais autonomia para caminhar, ir ao banheiro sozinho, melhora da cognição, envelhecimento saudável e redução da mortalidade. Idosos que são fisicamente ativos relatam melhor qualidade de vida, têm menos gastos com medicamentos e consultas médicas.

O início deve ser individualizado de acordo com a idade ou condições de saúde já existentes, além do uso de medicamentos que podem cursar com algum efeito colateral. Assim, é possível criar um plano proporcionando benefícios para a saúde e o bem-estar.

De uma maneira geral, idosos previamente sedentários devem começar com exercícios leves e ir aumentando de forma gradual.

AQUELA PORÇÃO QUE NÃO PODE FALTAR: ATIVIDADE FÍSICA

Exercícios de flexibilidade podem ser praticados por 10 minutos, duas vezes por semana, como alongamento e yoga.

Exercícios de equilíbrio, como *tai chi chuan*, ajudam a reduzir o risco de queda.

Exercício resistivo melhora a cognição e a força, também contribuindo para evitar quedas.

Uma dica é começar caminhando 5 minutos, DUAS VEZES POR DIA e fazer alguns exercícios resistivos, como levantar e sentar da cadeira, por exemplo, com apoio em uma cadeira pode-se levantar uma perna de cada vez, depois movimentá-la lateralmente. Para membros superiores uma ideia é empurrar os braços contra a parede, para fortalecimento.

Veja alguns exemplos nas Figuras 5.1 a 5.6:

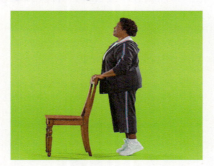

Figura 5.1.

- Fique atrás de uma cadeira firme, pés na largura dos ombros, segurando-se para manter o equilíbrio. Inspire lentamente.
- Expire e lentamente fique na ponta dos pés, o mais alto possível.
- Mantenha a posição por 1 segundo.
- Inspire enquanto abaixa lentamente os calcanhares até o chão.
- Repita 10 vezes.
- Descanse e repita 3 vezes.

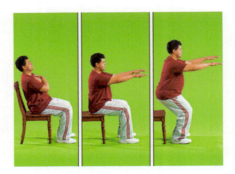

Figura 5.2.

▶ Sente-se na frente de uma cadeira com os joelhos dobrados e os pés apoiados no chão.

▶ Incline-se para trás com as mãos cruzadas sobre o peito, inspire, estenda os braços e levante, depois expire até sentar-se.

▶ Repita 10 vezes.

▶ Descanse e repita 3 vezes.

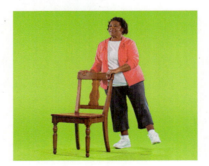

Figura 5.3.

▶ Fique atrás de uma cadeira firme com os pés ligeiramente afastados, segurando-se para manter o equilíbrio. Inspire lentamente.

▶ Expire e levante lentamente uma perna para o lado.

▶ A perna em que você está apoiado deve estar ligeiramente flexionada.

- Mantenha a posição por 1 segundo.
- Inspire enquanto abaixa lentamente a perna.
- Repita 10 vezes com a mesma perna e depois troque de perna e faça o mesmo movimento.
- Repita 3 vezes.

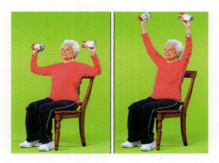

Figura 5.4.

- Sente-se em uma cadeira.
- Mantenha os pés apoiados no chão, separados na largura dos ombros.
- Segure os pesos ao lado do corpo na altura dos ombros, com as palmas das mãos voltadas para a frente. Inspire lentamente.
- Expire lentamente enquanto levanta os dois braços acima da cabeça, mantendo os cotovelos ligeiramente dobrados.
- Mantenha a posição por 1 segundo.
- Inspire enquanto abaixa lentamente os braços.
- Repita 10 vezes.
- Descanse e em seguida repita mais 3 vezes.

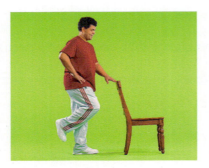

Figura 5.5.

- Fique em um pé atrás de uma cadeira resistente, segurando-se para manter o equilíbrio.
- Mantenha a posição por até 10 segundos.
- Repita 10 vezes em cada perna.

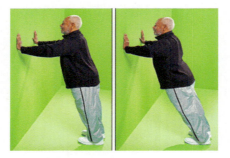

Figura 5.6.

- Em frente a uma parede, ficando um pouco mais longe do que o comprimento do braço, pés na largura dos ombros.
- Incline o corpo para a frente e coloque as palmas das mãos contra a parede na altura dos ombros e na largura dos ombros.
- Inspire lentamente enquanto dobra os cotovelos e abaixa a parte superior do corpo em direção à parede em um movimento lento e controlado.
- Mantenha os pés apoiados no chão.

- Expire e lentamente empurre-se para trás até que seus braços estejam retos.
- Repita 10 a 15 vezes. Descanse e em seguida repita mais 3 vezes.

VAMOS TENTAR?

SMART GOALS é uma ferramenta excelente para ajudar de maneira poderosa e objetiva a concluir nossos objetivos.

Desafio você, então, com essa meta:

S (específica): caminhadas.

M (mensurável): 15 minutos por dia, 3 vezes por semana.

A (atingível): você já caminhou antes e sabe que é totalmente capaz!

R (relevante): melhora da minha saúde e bem-estar.

T (tempo): iniciar na próxima sexta-feira.

Leitura sugerida

1. American College of Sports Medicine. ACSM's Guidelines for Exercise Testing and Prescription. 9th ed. Baltimore: Lippincott Williams & Wilkins; 2013.
2. Severinsen MCK, Pedersen BK. Muscle-organ crosstalk: the emerging roles of myokines. Endocr Rev. 2020;41(4):594-609.
3. Spring B, Ockene JK, Gidding SS, et al. Better population health through behavior change in adults: a call to action. Circulation. 2013;128(19):2169-76. doi: 10.1161/01.cir.0000435173.25936.e1. Epub 2013 Oct 7..

4. Davies G, Artal R. It's time to treat exercise in pregnancy as therapy. Br J Sports Med. 2019;53(2):81. doi: 10.1136/bjsports-2018-100360. Epub 2018 Dec 15.

5. Martinez-Gomez D, Guallar-Castillon P, Garcia-Esquinas E, et al. Physical Activity and the Effect of Multimorbidity on All-Cause Mortality in Older Adults. Mayo Clin Proc. 2017;92(3):376-382.

→ *O desafio*

Procure organizar, na véspera ou na noite anterior, seus lanches do dia seguinte, por exemplo, *overnight oats*, mingau de aveia, castanhas e frutas porcionadas, legumes cortados (palitinhos de cenoura, pepino, pimentão, salsão).

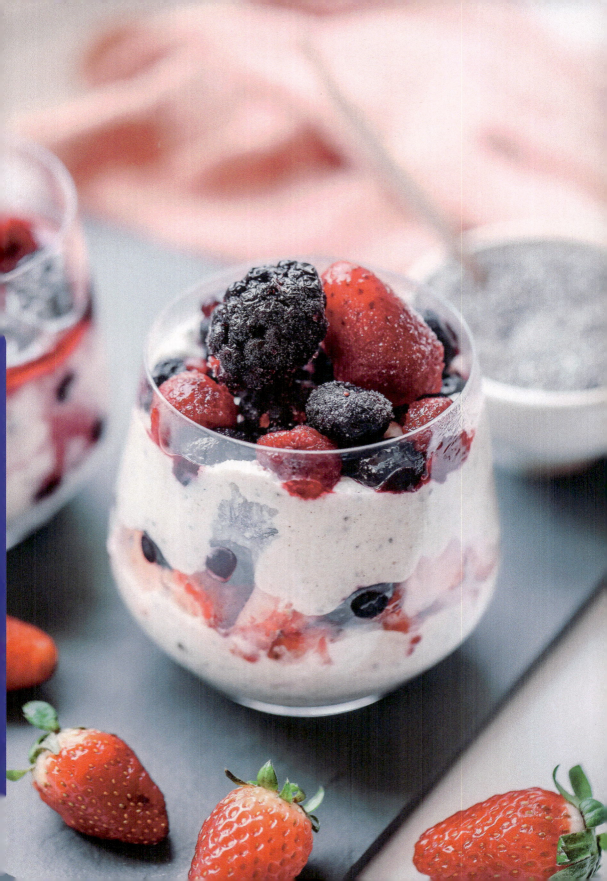

→ *A receita*

Adriana Katekawa | Juliana Watanabe | Tutu Galvão Bueno

Overnight oats de frutas vermelhas

Rendimento: 1 porção

Ingredientes:

- ½ xícara (chá) de farelo de aveia
- ½ xícara (chá) de leite de amêndoas (ou aquele de sua preferência)
- 1 tâmara sem caroço, picadinha
- 1 colher (sopa) de chia
- ½ xícara de iogurte natural desnatado
- 1 colher (sopa) de mel ou 1 colher (sopa) de adoçante em pó stevia/xylitol
- 1 xícara (chá) de frutas vermelhas frescas ou congeladas

Modo de Preparo: Misture todos os ingredientes, exceto as frutas. Em um recipiente, intercale camadas dessa mistura com as frutas vermelhas. A última camada deve ser a de frutas. Deixe de um dia para o outro refrigerado. Conserva até 3 dias na geladeira.

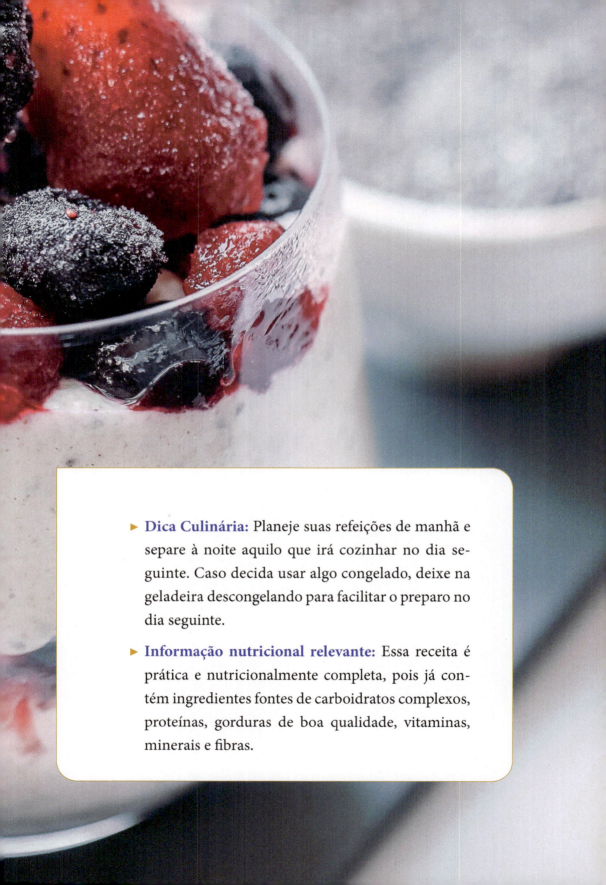

- **Dica Culinária:** Planeje suas refeições de manhã e separe à noite aquilo que irá cozinhar no dia seguinte. Caso decida usar algo congelado, deixe na geladeira descongelando para facilitar o preparo no dia seguinte.

- **Informação nutricional relevante:** Essa receita é prática e nutricionalmente completa, pois já contém ingredientes fontes de carboidratos complexos, proteínas, gorduras de boa qualidade, vitaminas, minerais e fibras.

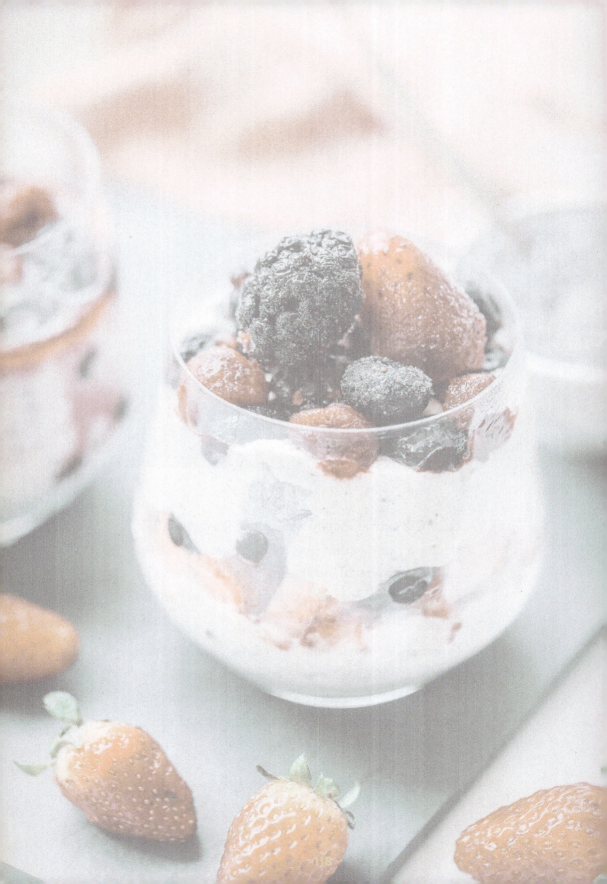

6

TRAÇANDO PLANOS DE MUDANÇA DE ESTILO DE VIDA E APRENDENDO A LIDAR COM LAPSOS E RECAÍDAS

Marina Cunha Silva Pazolini

Frequentemente, pessoas que querem emagrecer chegam à consulta com o profissional de saúde ansiosas por informações sobre os tratamentos inovadores para auxiliá-las, com uma grande expectativa de que obterão resultados rapidamente. Na verdade, várias já estão descrentes devido a tentativas anteriores, nas quais não tiveram o resultado desejado. Gastam o que têm e o que não têm, saúde, dinheiro, esperança, e invariavelmente saem da aventura mais decepcionadas ainda, mas aguardando novos milagres. O que não ficou claro para muitas dessas pessoas é que mudar o estilo de vida é a base para o sucesso de qualquer tratamento para perda de peso, independentemente se o paciente e seu médico optarem ou não por associar métodos específicos, medicamentos ou realizar a cirurgia bariátrica. Somente com uma efetiva mudança do estilo de vida a pessoa terá sucesso no seu tratamento em longo prazo.

Não existe atalho se, no fim das contas, o esforço realizado não levar a uma mudança genuína de estilo de vida. A perda de peso não se sustentará, por maior que tenha sido o esforço. E realmente, mudar

CONSTRUINDO CAMINHOS PARA O EMAGRECIMENTO SAUDÁVEL

é um processo complexo, difícil e desafiador. Então afinal, como posso promover mudanças de estilo de vida de modo consistente? Por onde começar? Então, vamos falar um pouco do que a ciência diz sobre o tema. Separe um espaço para escrever suas reflexões!

Primeiramente, é preciso entender que a mudança de comportamento não depende de "força de vontade" ou de "vergonha na cara" e não vai acontecer pela persuasão, muito menos pelo medo. E acima de tudo, não acontecerá quando for incompatível com os seus valores pessoais. Será preciso encontrar e entender as suas reais motivações para a mudança, o seu porquê alinhado com o seu propósito de vida. Vamos tentar descobrir? Pegue um papel e uma caneta e responda a essas perguntas: *"sua ideia de emagrecimento é realmente sua? Por que você quer emagrecer?"*

A intenção dessas perguntas é você achar os seus interesses pessoais e as suas motivações para realizar a mudança. Muitos dos nossos comportamentos nem sequer passam pela nossa consciência, ou seja, muitas de nossas ações são arbitradas por pensamentos automáticos sem nenhuma reflexão. E para chegar aos seus reais objetivos, alinhados com seus valores, é preciso um processo ativo de reflexão.

Criar uma visão de bem-estar pode ajudar. Essa consiste em uma imagem que você imagina acerca da pessoa que você quer ser e do tipo de vida que você deseja viver. *"Como me vejo no meu melhor estado de saúde e bem-estar?"*. Para desenhar sua visão de bem-estar, leve em consideração o que lhe traz felicidade e contentamento, o que dá significado à sua vida e vai além dos prazeres e da gratificação imediata. Liste três coisas que você ama fazer, vá além do superficial e lembre de coisas que realmente mexem com seu estado de espírito, valores e crenças.

Quer mais ajuda? Pense: "o que você poderia mudar na sua vida para viver mais e com mais alegria?"

ENTENDENDO OS TIPOS DE MOTIVAÇÃO E BUSCANDO OS SEUS VERDADEIROS MOTIVOS PARA EMAGRECER

> *"Só se pode alcançar um grande êxito quando nos mantemos fiéis a nós mesmos."*
>
> Friedrich Nietzche.

A motivação é um impulso que faz com que você aja para atingir seus objetivos. Todo comportamento é incentivado ou energizado por algum motivo ou razão. Você vai ou não à academia todos os dias por algum motivo, algo te impulsiona ou não a isso. A motivação verdadeira e realmente transformadora tem um caráter pessoal e origina-se de suas próprias forças interiores (seus valores), com a modulação de influências externas (pessoas e ambiente). Esse processo de motivação é dinâmico e vai mudando ao longo da sua vida, dependendo do seu momento de vida, do seu desejo, da sua confiança e da sua prontidão para mudar.

A motivação é dividida em dois tipos. A primeira é a motivação extrínseca ou externa, caracterizada por não usar suas forças internas. Ela normalmente surge de algum estímulo ou pressão externa: por exemplo, o seu médico pedindo para você comer menos açúcar por causa de exames alterados; ou para evitar emoções negativas: como não ir à pizzaria, porque na volta para casa vai se sentir culpado; ou para obter recompensas: como perder peso para ganhar uma massagem grátis do seu programa de emagrecimento; ou ainda para evitar punições: como ir à academia, porque o acúmulo de faltas faria perder o desconto da empresa. Esses tipos de motivações não apresentam envolvimento pessoal profundo, e por isso têm uma menor capacidade de promover uma mudança de estilo de vida sustentável e de longo prazo. Como não são genuinamente suas, é muito mais fácil que você venha a se desmotivar em algum momento.

O outro tipo de motivação é a intrínseca ou interna, caracterizada por usar suas forças interiores para se desenvolver e não é baseada apenas em estímulos externos. Deriva de sua própria vontade, sua escolha, seu prazer e sua satisfação, ou da busca de resultados de grande valor pessoal. Por exemplo, quando você resolve comer de maneira saudável, porque sente que é bom para o seu corpo e sua vida (escolha, satisfação) ou para cuidar melhor dos seus filhos ou ver seus netos crescerem (vontade, valor pessoal alinhado com propósito).

Importante aqui pontuar que toda forma de motivação deve ser valorizada, pois pode ser aquele impulso inicial que você tanto precisava para começar o processo de mudança. E ao longo da mudança, quando começar a perceber os benefícios que o novo comportamento está lhe trazendo, a motivação externa pode se tornar interna. Dê os primeiros passos, que os resultados podem surpreendê-lo e você se apaixonar por todo esse processo.

OS POSSÍVEIS MOTIVOS DA PROCRASTINAÇÃO E COMO CONTORNAR

> *"Os homens se perturbam não pelas coisas, mas sim pela visão que têm delas".* Epictetus

Infelizmente, o estigma da obesidade é um dos grandes obstáculos no processo de mudança, porque considera a obesidade uma falha de estilo de vida, gerando na pessoa com excesso de peso o sentimento de culpa, de desleixo, de falta de determinação ("sou preguiçoso" ou "não tenho mesmo força de vontade" ou "me falta é vergonha na cara"). A moderada insatisfação pode até levar alguém a buscar mudanças de comportamento, mas uma insatisfação extrema leva ao aumento da sensação de incapacidade de perder peso e assim muitas pessoas acabam desistindo ou nem tentando fazer mudanças de comportamento. Por isso, liberte-se de qualquer estigma, entenda que a doença é muito mais complexa do que se imagina, depende de fatores biológicos, genéticos (mais de 300 genes envolvidos na regulação do peso), bem como de fatores ambientais, comportamentais e psicológicos. Nosso ambiente moderno, por si só, é altamente obesogênico, com alta oferta de alimentos saborosos e calóricos e baixo estímulo à atividade física. Qualquer rótulo não cabe aqui, não deixe ninguém te convencer disso.

Um sentimento que costuma estar presente nesse processo e se excessivo pode até paralisar qualquer ação para mudança é o medo. É normal ter medo das consequências imprevisíveis ("será que vai dar certo?" ou "será que vou sofrer?" ou "será mais uma tentativa frustrada de perda de peso?"). Um antídoto para isso é lidar com a mudança como uma experiência, uma aventura, um novo jeito de agir, sem cobranças exageradas. Se você considerar a mudança um experimento, você será capaz de perceber melhor as dificuldades, entendendo o que funciona ou não para você, sem se preocupar com a ideia de sucesso ou de fracasso. Isso torna o processo mais leve. Não podemos esquecer que todo novo comportamento é uma hipótese ainda a ser testada, não um resultado garantido, do qual temos certeza. Se algo não sair exatamente como o previsto, podemos aprender e fazer ajustes de forma a melhorar os resultados, sem a necessidade de se martirizar.

Dependendo do comportamento a se mudar, você pode fazer uma alternância entre o "novo" comportamento (o que está experimentando) e o "velho" (habitual) para entender e observar as diferenças. Mesmo que não consiga implementar o novo hábito, no fim das contas, as informações do experimento serão importantes para o seu entendimento do processo de mudança e para que você tenha novas perspectivas que irão lhe auxiliar a desenhar novos caminhos para atingir os resultados que você tanto almeja.

Após essas reflexões iniciais, escolha uma mudança de estilo de vida que seja importante para você, então avalie-se numa escala de 0 (nada pronto) a 10 (completamente pronto), o quanto você está pronto para fazer essa mudança? Se a nota for menor que 7, é natural que você acione seus mecanismos de resistência mesmo que você não tenha consciência disso. É uma tendência de autoproteção, devendo ser respeitada. E isso não significa que a mudança é algo impossível. Não mesmo, ela é sempre viável se forem utilizados os processos certos para você. O problema não é com a mudança, é com a incompatibilidade entre o desejo e sua realidade atual, e isso pode ser mudado! Então, esse é o momento para você se preparar melhor, pode fazer uma lista de prós e contras dessa mudança, rever os seus valores, crenças e sentimentos envolvidos, buscar informações em fontes confiáveis que possam facilitar seu entendimento sobre os hábitos que deseja implementar e até mesmo descobrir um plano de mudança diferente do que pensou inicialmente.

Agora, se você responder 7 ou mais, vamos colocar a mão na massa e ir para o próximo passo. Tudo se baseia em um bom planejamento, focando agora no "como" mudar e não mais "no por que" e "no que" mudar.

TRAÇANDO METAS

"Grandes mudanças começam com pequenas escolhas."

Daniel Sant'Ana Leite.

Já posso adiantar que elaborar cardápios com pratos rebuscados ou matricular-se em academia com treinador não é necessário para se criar bons planos de mudança de estilo de vida. Não precisa de nada complexo, na verdade, muito pelo contrário, quanto mais simples soar para você, melhores serão as suas metas. A regra é criar metas agradáveis, sustentáveis e que se encaixem no seu estilo de vida. Uma técnica que auxilia a organizar suas metas é conhecida como *SMART* (do inglês "inteligente"), que se refere às letras de cinco pontos fundamentais para traçarmos as metas (Tabela 6.1, a seguir). Ela ajuda a organizar e a focar tanto no início do tratamento quanto em qualquer momento do processo, e também nos períodos de oscilação de peso. "*Primeiro fazemos nossos hábitos, depois nossos hábitos nos fazem.*"

Criar minimetas, consistentes com uma visão honesta da sua realidade, leva a grandes resultados. Como as metas menores são atingidas com mais facilidade, à medida que as alcança você vai traçando novas metas que o levarão para mais perto dos objetivos finais desejados, como mostrado na Figura 6.1. Nada gera mais sucesso do que o próprio sucesso. Pequenos passos devem sempre ser valorizados, mais do que a tentativa de grandes saltos. Metas grandiosas raramente são alcançadas, costumam gerar frustração e a sensação de que nunca se conseguirá chegar aos objetivos desejados. Não se esqueça de que nesse caso o ótimo pode se tornar inimigo do bom.

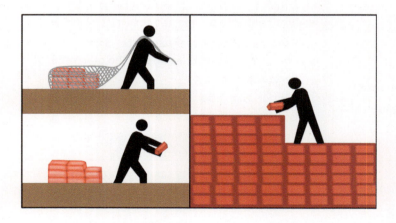

Figura 6.1. O superpoder de fazer um pouco todos os dias.

CONSTRUINDO CAMINHOS PARA O EMAGRECIMENTO SAUDÁVEL

Tabela 6.1. Estratégia *SMART* para traçar objetivos no tratamento da obesidade

\multicolumn{2}{c}{TRAÇAR OBJETIVOS *SMART* (INTELIGENTES)}
Letra	Fundamento/ Perguntas
e**S**pecífico (*Specific*)	Escolha um comportamento específico para modificar. O importante é ser extremamente direto. Não adianta fazer metas vagas para emagrecer. **Perguntas:** O que você acha que poderia estar causando o ganho de peso? O que você poderia fazer para mudar o que está causando o ganho de peso? Ou o que você poderia fazer de diferente na sua rotina para ajudar no tratamento? Qual hábito você gostaria de incorporar, alterar ou modificar?
Mensurável (*Mensurable*)	Definir como pode medir a meta, a fim de atingir seu objetivo. Aplicativos de celulares podem auxiliar nas medidas de: o que e quanto comer pelo *myfitnesspal*; o quanto de atividade física, pelo *app* de contar passos, *fitbit*. Quanto ao sono, *app* relógios de registros diários. **Pergunta:** Você pode mensurar isso?
Alcançável/ Atingível (*Achievable*)	As metas devem estar em uma realidade possível para evitar frustrações. Metas menores que se adequem à sua realidade. Use palavras de ação quando escrever, como "Eu vou" e "Eu faço" em vez de "tentarei, poderia, gostaria". **Perguntas:** É um objetivo alcançável? Como? Em uma escala de 0 (sem confiança) a 10 (total confiança), quanto você está confiante de que atingirá esses objetivos?
Relevante (*Relevant*)	As metas precisam ser relevantes para o paciente. Não é interessante criar metas que não fazem sentido para você. **Perguntas:** Por que você quer isso? Isso faz sentido para você? Você tem uma expectativa realista e honesta de você mesmo com seu tempo, corpo e preferências?
Temporal/ Tempo determinado (*Timely*)	Estabelecer uma meta sem um prazo não faz sentido, a mesma não será levada a sério da forma que deveria ser. Ideal definir um período relativamente curto para a meta. **Perguntas para o tempo determinado:** Quando concluirá? O tempo reservado é razoável e gerenciável para o seu agora?

➤ TRAÇANDO PLANOS DE MUDANÇA DE ESTILO DE VIDA E APRENDENDO (...)

Exemplos
Ex 1: Quero melhorar a minha alimentação comendo mais vegetais e frutas. Ex 2: Quero começar atividade física fazendo caminhadas. Ex 3: Quero melhorar meu sono dormindo mais cedo.
Ex 1: Comer salada no almoço e jantar e 3 porções de frutas por dia. Ex 2: Caminhadas 3 x por semana (2ªf, 4ªf e 6ªf) por 30 minutos. Ex 3: Dormir 8 horas por noite.
Ex 1: Vou fazer a lista de legumes e frutas para semana e ir à feira todas as quartas. Escala de confiança 9/10. Ex 2: Eu vou realizar minhas caminhadas no parque ao lado de casa. Escala de confiança 9/10. Ex 3: Eu vou me deitar às 22 h e acordar às 06 h todos os dias. Escala de confiança 8/10.
Ex 1: Eu pretendo me alimentar melhor para perder peso, melhorar minha saúde e brincar com meus netos (valor pessoal). Ex 2: Eu quero fazer isso para melhorar minha disposição para brincar com meus filhos (valor pessoal). Ex 3: Eu quero fazer isso para melhorar minha disposição durante o dia e me tornar mais produtivo (vontade, satisfação).
Ex 1: Em 4 semanas a mudança estará implementada. Ex 2: Em 15 dias farei de maneira consistente. Ex 3: Durante esse mês irei implementar essa mudança todos os dias.

CONSTRUINDO CAMINHOS PARA O EMAGRECIMENTO SAUDÁVEL

OS OBSTÁCULOS QUE PODEM SURGIR NO CAMINHO

> *"As pessoas costumam dizer que a motivação não dura para sempre. Bem, nem o efeito do banho, por isso recomenda-se diariamente".* Zig Ziglar.

Se a vida seguisse exatamente o rumo que nós imaginamos, as coisas seriam muito mais fáceis. Contudo, o planejado normalmente não acontece como imaginamos, pois a realidade é sempre diferente da nossa expectativa. Às vezes, as coisas vão fugir do seu controle e não há nada a ser feito, a não ser aprender com a experiência. Existem algumas coisas que temos total domínio, entretanto, tantas outras ultrapassam o nosso alcance e temos de lidar com as consequências. É muito importante que entenda isso para evitar frustrações e desistir no meio do processo, como mostra a Figura 6.2.

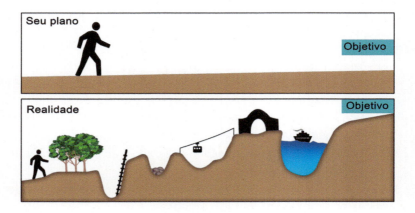

Figura 6.2. Acima a expectativa do plano e abaixo a realidade do plano.

Acreditar em você importa muito durante o processo de mudança. A crença que você tem em você mesmo sobre suas habilidades de cumprir uma meta se chama de autoeficácia. Para mantê-a forte mesmo nos momentos mais difícieis, lembre-se de todas as vezes que conseguiu superar situações desafiadoras, traga para o presente essas forças e virtudes. Se mesmo assim a crença em você e a sua motivação perderem força por qualquer motivo, tenha claro com você em algum lugar, pode até ser em um bloco de nota quais são os benefícios a serem alcançados com sua mudança e quanto você considera isso importante e valioso. Dessa forma, conseguirá superar obstáculos, como dizer não para gratificações imediatas sem tanto sofrimento.

Outra armadilha muito comum é subestimarmos o quanto o ambiente como um todo influencia nossos comportamentos. As pressões ambientais, sociais, tais como rotinas de trabalho, viagens longas, dependência de computadores, atividades passivas de lazer, férias, clima e influências negativas das pessoas com quem convivemos atuam, sim, como importantes barreiras para a mudança. Por isso, é fundamental estar ciente, reconhecer e modificar as condições ambientais que podem impedir você de mudar. Tal qual em uma horta, é preciso cultivar o ambiente certo para que a mudança floresça. Já foi comprovado que força de vontade não funciona, atue no seu ambiente para que seja fácil aderir à nova mudança, seja com um estímulo ou associando a um hábito já estabelecido. Exemplo: caminhar sempre quando voltar do trabalho ou escutar uma música para preparar sua salada.

Outro aspecto importante é entender que o tratamento não é passivo, o profissional de saúde é o coadjuvante, cabendo de fato ao paciente assumir o papel de protagonista nesse processo de mudança. Você pode até iniciar sua meta regulado por uma motivação externa, mas você deve participar ativamente do processo de construção dela. Afinal, se não estiver do seu jeito, as chances de você manter as mudanças são muito pequenas. Não seja passivo nesse processo.

Encontrar um equilíbrio na relação entre as obrigações do trabalho, das rotinas diárias com um tempo para se dedicar à saúde parece difícil para a maioria das pessoas. Quem faz mudanças de comportamento não encontra mais tempo livre, mas sim faz o seu tempo livre. Estar ocupado é uma decisão pessoal. Você que decide se uma tarefa não tem prioridade naquele momento. Várias coisas podem não ser prioridade, como ficar horas na rede social, assistir séries na televisão... Portanto, o tempo reservado para a mudança pode ser visto como *"isso é ou não uma prioridade para mim no meu agora"*. O ponto-chave é não se culpar por não conseguir implementar uma mudança, mas entender que é você quem dita as suas prioridades de cada dia. Todos nós temos as mesmas 24 horas por dia, e cada um decide como irá utilizá-las. O problema de levar em conta pensamentos como "implementar essa mudança ocuparia todo meu tempo livre" é que nunca consideramos os impactos na saúde que cada decisão tem.

REDE DE APOIO – *ACCOUNTABILITY*

> *"O talento vence jogos, mas só o trabalho em equipe ganha campeonatos."*
> Michael Jordan.

Um dos principais determinantes de sucesso na manutenção do peso perdido é a aderência do paciente às visitas ambulatoriais. Estudos mostram que o simples fato de você visitar a sua equipe de saúde já mantém você mais saudável. Em inglês, o termo que se usa é *accountability* que significa responsabilidade ou prestação de contas. Você se mantém mais consistente e motivado quando há alguém ali apoiando você, sem cobranças ou julgamentos, para ouvir os relatos de sua evolução, para guiar você na busca de resultados satisfatórios. E essa pessoa não precisa necessariamente ser um profissional de saúde, pode ser um amigo ou um familiar, o mais importante é manter essa parceria para ajudar você a não "sair dos trilhos".

Você pode ainda prestar contas para você mesmo. Isso se chama automonitoração e pode ser feita com registros diários de qualquer hábito através de um *planner* (alimentar, de atividade física, de pensamentos e sentimentos). Esse hábito lhe permite uma maior conscientização em relação aos seus erros e acertos, auxiliando a entender melhor os seus comportamentos inadequados e aumentar os seus comportamentos adequados. A cereja do bolo é, além de se automonitorar, você não se esquecer de comemorar suas pequenas conquistas, pois isso vai energizar ainda mais o processo de mudança e se tiver encontrado um apoio, comemore com ele!

LIDANDO COM LAPSOS E RECAÍDAS

> *"Eu tentei 99 vezes e falhei, mas na centésima tentativa eu consegui, nunca desista de seus objetivos mesmo que esses pareçam impossíveis, a próxima tentativa pode ser a vitoriosa."*
>
> Albert Einstein.

Qualquer mudança de comportamento é uma fase de desabituação, de luto do antigo hábito. Encarar esse desafio depende da capacidade de lidar com as nossas expectativas, desejos, tolerância a frustração e suporte social. A dificuldade em incorporar as mudanças se explica pelo percentual de recaída. Cerca de 90% das pessoas desistem logo na fase inicial da sua tentativa de mudar e, depois de 1 ano, 80% das pessoas voltam a engordar, 90% voltam a fumar, 96% param de frequentar a academia. Logo, se você teve uma recaída, entenda que você não é a exceção, e sim a regra! Por isso, esse fato não deve lhe enfraquecer, paralisar ou ser encarado como fracasso, mas sim ser visto como uma oportunidade de reflexão e fortalecimento.

É uma tendência natural querermos voltar aos nossos antigos hábitos (alimentação inadequada, sedentarismo, álcool), porque voltar para a nossa zona de conforto nos acalma, ainda que isso nos faça mal. É força do hábito! Com esse entendimento, é preciso coragem para romper o padrão antigo e sustentar o desconforto inicial da mudança. Os objetivos da prevenção de recaídas são construir um conjunto sólido de habilidades de enfrentamento das situações de alto risco, reconhecer sinais sutis de aviso de recaída e evitar que um lapso se transforme numa recaída.

Vamos entender melhor a diferença entre lapso e recaída. Se alguém está tentando mudar um hábito e, após algum tempo da mudança, volta ao comportamento antigo pontualmente (deslize), chama-se isso de lapso. Se os lapsos, no entanto, se repetem e a pessoa volta ao hábito anterior, chama-se isso de recaída (reincidir).

Entre o estímulo para o retorno do comportamento antigo (gatilho) e o lapso existe um espaço. Logo após o gatilho, sente-se inicialmente um desconforto por querer voltar ao hábito anterior, que pode se amplificar e evoluir para uma fissura, que é um desejo mais intenso, para retorno do antigo comportamento. Só depois do desconforto e da fissura que a pessoa realmente tem um lapso. O desfecho desse deslize pode ser um alívio temporário da fissura culminando rapidamente em uma nova fissura e num novo lapso, ou pensamentos como "*sou um fracasso*" que causam desconforto e levam novamente a uma fissura e bum... novo lapso. A passagem ou não de uma etapa para outra depende de suas vulnerabilidades (estresse, falta de preparo) e predisposições (personalidade e crenças rígidas).

Com esses conhecimentos, antecipar situações de risco por meio de um planejamento faz toda a diferença. Dentre as situações de risco mais comuns temos os 6 Fs: Feriado, Férias, Folgas, Festas, Fossa e Ferrado. Se você conseguir se precaver de um gatilho gerado numa situação de risco, pode bloquear o processo precocemente, "*corta o mal pela raiz*". "*O que do seu estilo de vida hoje mais contribuiria para você ter um lapso?*". Caso o gatilho seja acionado, você pode tomar algumas medidas de acordo com o momento do caminho ao lapso que você se encontrar (Esquema 6.1).

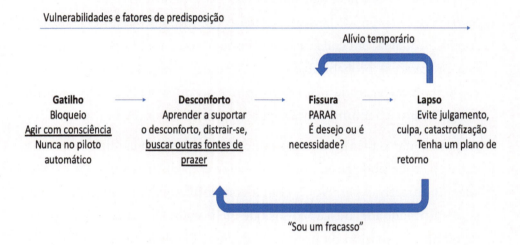

Esquema 6.1. O caminho do gatilho ao lapso e ferramentas de enfrentamento. Adaptado da aula de Dulce Pereira de Brito.

Se chegar à fissura, entenda que o impulso é uma informação que o nosso corpo está nos dando, e não uma ordem. É preciso aprender a dizer não para os outros e para você mesmo. Procure algo que lhe faça bem, deixe passar o tempo da fissura (dura por volta de 20 a 30 minutos), peça apoio das pessoas ou saia de cena. Você pode ainda usar a técnica PARAR, é um acrônimo de cinco letras para você se dar um tempo antes de reagir de maneira prejudicial, fugindo do automático: Parar (tire todas distrações), Analisar (descubra pensamentos automáticos, crenças e sentimentos), Respirar, Ampliar (observar o que acontece ao seu redor) e Responder ("É desejo ou é necessidade? O que eu posso fazer para me proteger?") ou a técnica dos 4 Ds explicada no Capítulo 10.

CONSTRUINDO CAMINHOS PARA O EMAGRECIMENTO SAUDÁVEL

O percurso para se chegar à recaída é uma escada, onde o primeiro degrau é uma rotina desestruturada, seguida por um estilo de vida desequilibrado (muitos deveres e poucos lazeres), fazendo surgir a necessidade de prazer imediato (para neutralizar o desconforto), que leva a pessoa a se tornar complacente à situação ("eu mereço"), e isso potencializa racionalizações permissivas ("um só não vai fazer mal"), aí então acontece o primeiro lapso. E, por falta de planejamento para retorno ao hábito anterior, logo surge um segundo lapso, terceiro... e, por fim, a pessoa se encontra na recaída. Todavia, em cada degrau há uma oportunidade de interromper esse processo. A probabilidade de retorno depende do nível de preparação e da motivação da pessoa. No processo de recaída, a retomada do antigo hábito é o último degrau, e não o primeiro, conforme Figura 6.3.

Para evitar o primeiro degrau onde há uma rotina caótica, estresse e cansaço, você pode procurar se conectar consigo mesmo, com as pessoas significativas para você, com a comunidade, com a natureza, com sua espiritualidade, buscar coisas que lhe tragam felicidade ou sensação de plenitude, sentido ou propósito, deixem-lhe de bem com a vida. Os demais degraus dependem de um processo de autoconhecimento e de ter um plano em caso de recaída, veja o desafio ao final do capítulo.

É importante evitar uma resposta reflexa negativa para um lapso ou uma recaída como "*eu sou um fracasso*" ou "*eu nunca vou conseguir*". É natural focarmos no negativo, porque nosso cérebro foi desenhado para trabalhar assim, por questões de sobrevivência, mas nesses casos não ajuda em nada. É preciso um processo ativo para enxergar esse momento como uma oportunidade de aprendizado. Não deixe que a vontade de querer desistir com pensamentos de tudo ou nada te dominem. Todos têm o direito de recomeçar. As recaídas são etapas naturais do processo de mudança. Não se sinta desencorajado ou se abale e volte ao padrão anterior de comportamento por apresentar um lapso ou recaída.

TRAÇANDO PLANOS DE MUDANÇA DE ESTILO DE VIDA E APRENDENDO (...)

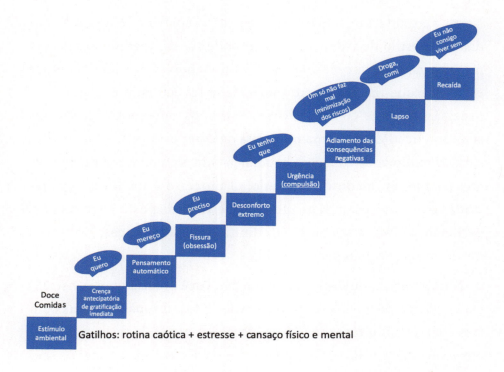

Figura 6.3. A escada até a recaída. Cenário de risco com reconstituição da recaída. Adaptado da aula de Dulce Pereira de Brito.

CONCLUSÕES

*"A mudança de hábitos muda a gente.
Tente outra versão de si mesmo, talvez seja a forma
que esteja errada, e não a essência.
Não nos libertamos de um hábito atirando-o pela janela:
é preciso fazê-lo descer a escada, degrau por degrau."*

Mark Twain.

A solução não está na popular frase "comer menos e se exercitar mais", e sim em descobrir como comer menos e me exercitar mais.

CONSTRUINDO CAMINHOS PARA O EMAGRECIMENTO SAUDÁVEL

Nessa pergunta nos deparamos com a complexidade que é a mudança de estilo de vida. O processo pode ser comparado a ligar um motor e garantir que ele continue funcionando. E não há uma única estratégia que funcione para todos, cada ser humano é singular e é necessário que se considere o seu estilo, os seus motivadores e as suas potencialidades. Uma mudança de comportamento construtiva surge quando você conecta a mudança com algo de valor intrínseco, importante, estimado ou desejado. O processo é tortuoso, com recaídas e recomeços, mas quando você estiver disposto a ter essa experiência e viver suas emoções, admitindo os seus riscos, é provável que se apaixone pelo processo.

Nunca desista de você. Para começar, você precisa ter a consciência crescente de que os seus prós (benefícios) ultrapassam seus contras (barreiras) e ter a confiança de que é capaz de fazer, acreditar em você (autoeficácia). Para progredir, você deve reconhecer os seus próprios avanços, suas forças, usar recompensas, mesmo diante de pequenos progressos, e ter por perto sua rede de apoio. Para sustentar a mudança é necessário entender que tudo é dinâmico, que o caminho tem muitos desafios, e ter estratégias para as recaídas, o ajudarão a se manter no caminho da mudança. Não nascemos com hábitos já desenvolvidos, todos são aprendidos ao longo da vida e podem ser, portanto, reaprendidos.

DESAFIO

► Escrever, em círculos, pequenas metas que gostaria de realizar, deixar uns espaços em branco para preencher depois que alcançar as primeiras metas, nada de muitas metas de uma vez. Pense "no que" mudar!

Exemplo:

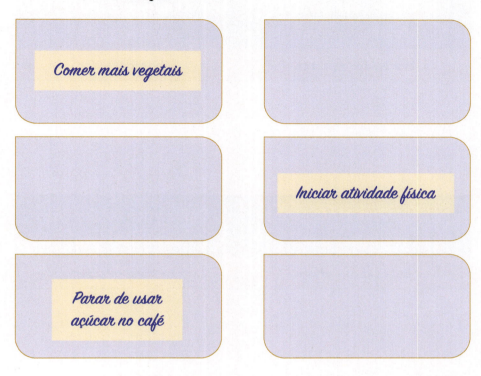

Referência: Marle Alvarenga et al. Nutrição Comportamental. 2ª ed. Barueri: Manole; 2019.

▶ Em seguida responda, de maneira honesta: o quanto se sente pronto para a mudança?

Marque o seu grau de prontidão na escala onde 1 (um pouco) a 10 (plenamente preparado).

1 2 3 4 5 6 7 8 9 10

▶ Se menor que 7, busque seus motivos com mais clareza, entenda os sentimentos envolvidos que podem estar prejudicando sua prontidão. O exercício a seguir pode lhe ajudar.

CONSTRUINDO CAMINHOS PARA O EMAGRECIMENTO SAUDÁVEL

O que você ganha se obtiver isso?	O que você perde se obtiver isso?
Motivador - prazer	Sabotador - dor
O que você NÃO ganha se obtiver isso?	**O que você NÃO perde se obtiver isso?**
Sabotador - prazer	Motivador - dor

▶ Se nota maior que 7, trace sua meta *SMART*. Trabalhe em "como" mudar!

Específica – Qual hábito você gostaria de incorporar, alterar ou modificar? (seja direto e específico):
_____

Mensurável – Esse hábito pode ser mensurado? Como?
_____

Atingível – Como?
_____

Relevante – Qual o seu motivo para ter escolhido isso?
_____

Tempo determinada – Em quanto tempo fará isso?

_____

Esteja bem preparado para o percurso da mudança!

▶ Mostre para sua rede de apoio, seu *accountability*.
Quem será? _____

▶ Lembre-se que tudo bem se houver um lapso ou recaída, faz parte do processo, mas vamos nos preparar se acontecer? Reveja a:

1. Capacidade de avaliar corretamente a situação (risco, gravidade e significado);
2. Capacidade de fazer, na cena, a gestão psicológica (manter equilíbrio emocional) e social (manter as relações saudáveis com família, amigos, apesar do patrulhamento do tipo: "você não pode comer isso, porque está de dieta", ou pressão/assédio: "vamos pedir uma pizza?");
3. Capacidade de evitar, lidar, superar e crescer com um lapso.

CONSTRUINDO CAMINHOS PARA O EMAGRECIMENTO SAUDÁVEL

▶ **Preencha e guarde com você as questões abaixo:**

SITUAÇÃO DE RISCO E GATILHOS
(em quantidade e/ou qualidade)

Ex: Pessoas, lugares, coisas, horários do dia, situações, eventos, rituais, estímulos sensoriais (cheiro, música...).

Grau de tentação na situação de risco acima (nota de 0 a 10) _____

ESTRATÉGIAS DE ENFRENTAMENTO
(medida protetora para evitar, escapar ou enfrentar)

Identificar pensamentos disfuncionais, emoções, sentimentos "Só hoje", "Eu mereço", "Tudo ou nada", nostalgia "que saudade daquele tempo".

Grau de confiança de que vai conseguir (nota de 0 a 10) _____

TRAÇANDO PLANOS DE MUDANÇA DE ESTILO DE VIDA E APRENDENDO (...)

O QUE FARÁ SE HOUVER UM LAPSO
(e como evitar frustração, tristeza, pensamentos como sou um fracasso, faço tudo errado, nunca vou conseguir?)

Aprender a dizer não.

Gerenciar o estresse (técnicas respiratórias, meditar), **gestão de emoções** (trabalhar crenças disfuncionais), **autocompaixão, rede de suporte** (amigos, família, profissional da saúde).

Adaptado de Dra Dulce Pereira de Brito.

Leitura sugerida

1. Oliveira M, Boff R, Cazassa M, DiClemente C. Por que é tão difícil mudar? São Paulo: Sinopsys Editora; 2017.

2. Alvarenga MS, Figueiredo M, Timerman F, et al. Nutrição Comportamental. 2ª ed. Barueri: Manole; 2019.

3. Frattes B, Bonnet JP, Joseph R, et al. Life Style Medicine Handbook: An Introduction to the Power of Health Habits. Chesterfield: AmericanCollege of Lifestyle Medicine. Healthy Learning; 2019. ISBN 978-1-60679-413-5

4. Trigo M. Terapia para prevenção de recaída na dependência de substâncias: os modelos de Alan Marlatt e de Terence Gorski. Aplicações à nicotino-dependência. Rev Port Clin Geral. 2006;22:299-328..

5. Pimentel C. Medicina do estilo de vida. Disponível em: https://carolinapimentel.com.br/blog/2020/01/10/ebook-gratuito-medicina-do-estilo-de-vida/#:~:text=A%20medicina%20do%20estilo%20de,International%20Board%20of%20Lifestyle%20Medicine). Acesso em: 07 fev. 2022.

→ O desafio

Inclua, nas metas SMART, a adição de frutas, verduras e legumes nas saladas, no cuscuz marroquino, na quinoa, no arroz integral e em outros cereais integrais.

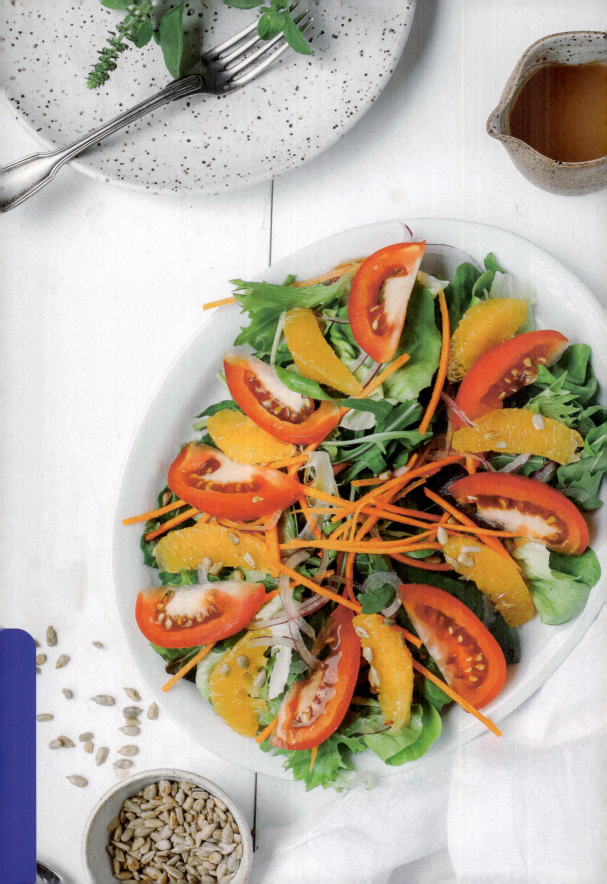

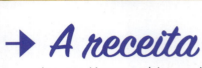

A receita

Adriana Katekawa | Juliana Watanabe | Tutu Galvão Bueno

Salada cítrica com cenoura e tomate ao molho de mostarda e mel

Rendimento: 2 porções

Ingredientes:

- 2 xícaras (chá) de folhas verdes escuras e claras
- 1 laranja, tipo pera, sem pele, cortada em gomos
- ¼ de cenoura média ralada
- 1 tomate maduro cortado em gomos
- ¼ de cebola roxa cortada em tiras bem finas
- ½ colher (chá) de sementes de girassol

Para o molho:

- 4 colheres (sopa) de azeite extra virgem
- 4 colheres (chá) de suco de limão
- 2 colheres (café) de mostarda
- 1 colher (chá) de mel
- Sal a gosto

Modo de preparo:

Molho: misture todos os ingredientes e prove o sabor molhando uma folha de alface.

Montagem: coloque todos os ingredientes, exceto as sementes de girassol. Em uma tigela grande, despeje o molho por cima e misture bem com o auxílio de duas colheres grandes de servir - uma em cada mão. Disponha a mistura em uma saladeira. Salpique as sementes. Sirva imediatamente.

▶ **Dica Culinária:** os gomos de laranja conferem uma textura e um sabor cítrico muito harmonioso quando acompanhados de um molho levemente adocicado. Além disso, uma ótima opção é já servir a salada, sempre que possível, com o molho misturado, para incentivar e facilitar o consumo.

▶ **Informação nutricional relevante:** uma maneira fácil e prática de incluir mais frutas (frescas ou desidratadas) e vegetais é acrescentá-los nas saladas do dia a dia. Esses alimentos são riquíssimos em fibras, as quais são processadas de forma mais lenta pelo organismo, com isso, o esvaziamento gástrico é retardado e tem-se o prolongamento da sensação de saciedade.

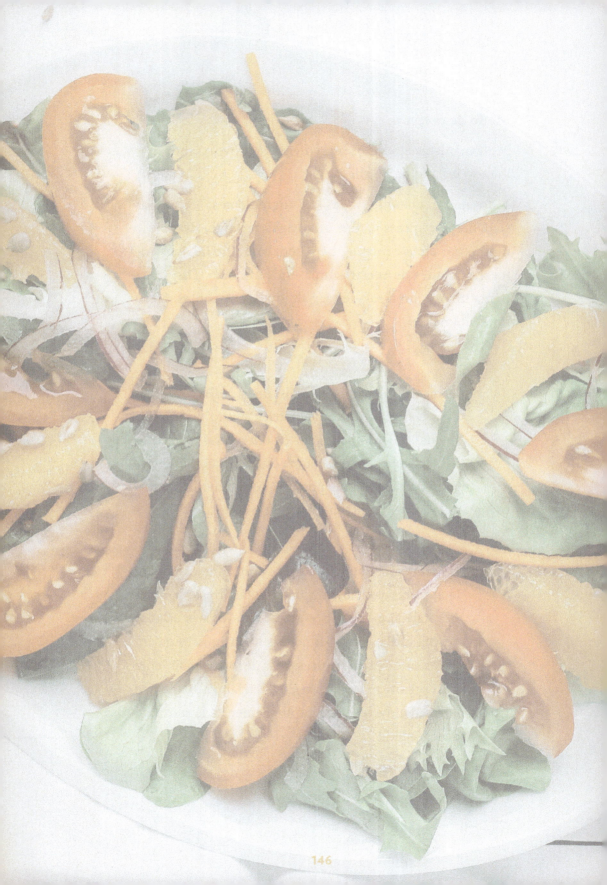

7
UTILIZANDO SEUS MELHORES UTENSÍLIOS PARA LIDAR COM AS DIFICULDADES NA PERDA E MANUTENÇÃO DO PESO

Ghina Machado

"O segredo é se conhecer e acreditar nas suas capacidades"

Às vezes, ou muitas vezes, quando estamos tristes, estressados ou sentindo algo que não conseguimos descrever, nos dá uma vontade de comer, não é mesmo? Mas não é vontade de comer qualquer coisa, é de comer um chocolate, aquele bolo que traz boas lembranças!! E quando nos damos conta, já fomos à cozinha e comemos o que havia de mais calórico. Porém depois pode ocorrer um arrependimento e uma sensação de que é muito difícil e que nunca conseguiremos manter uma alimentação saudável.

CONSTRUINDO CAMINHOS PARA O EMAGRECIMENTO SAUDÁVEL

Geralmente, quando a pessoa com obesidade chega ao consultório de psicologia, vem acompanhada de uma série de frustrações devido à intensa busca pelo emagrecimento, inúmeras tentativas de dietas, tratamentos, dicas seguidas sem fundamento científico e, isso tudo, somado à sensação de incapacidade para emagrecer e/ou manter o peso perdido. Então, mais frustrados, ansiosos e, em alguns casos, depressivos, muitos tendem a recorrer à comida para "acalentar" sentimentos desagradáveis ou prolongar emoções positivas e obter alguma forma de prazer. Isto contribui para o aumento do peso e pode gerar um círculo vicioso, pois nossas emoções estão diretamente relacionadas à maneira como nos alimentamos.

Ter um peso saudável é preditor de boa saúde e de menor risco para desenvolver doenças, e a obesidade, além de contribuir para o desenvolvimento de outras doenças, tende a gerar grandes questões com a autoimagem e, consequentemente, autoestima. Dessa forma, é importante ter o olhar para o outro e para nós mesmos de maneira individualizada, ainda que exibindo queixas parecidas. Todos nós temos uma história, com diferentes experiências e uma relação singular com o próprio corpo, e estes aspectos devem ser considerados. Afinal, sentir-se bem com o próprio corpo é como se permitir transitar livremente pelo mundo, é ter aquela sensação de bem-estar subjetivo. Estar bem consigo, com o corpo, com as relações é poder viver de forma leve.

Não podemos desconsiderar que a obesidade é uma doença crônica multifatorial que resulta da interação de fatores genéticos, metabólicos, sociais, comportamentais e culturais; podendo acarretar prejuízos para a saúde física e mental. E o fator psicológico é extremamente importante para entender alguns mecanismos e auxiliar a pessoa a enfrentar as dificuldades, aderir ao tratamento e mudar o comportamento que está sendo prejudicial à própria saúde.

Para além das questões individuais, os fatores sociais e culturais exercem grande influência para desencadear a obesidade, como as crenças, práticas sociais, pressões de grupos, *status* atribuído a determinados alimentos e os meios de comunicação. Destaque-se o preconceito em relação às pessoas com obesidade, que sofrem discriminações e carregam o estigma de serem preguiçosas, não terem força de vontade, disciplina e serem menos inteligentes. Nossa sociedade impõe a magreza como sendo sinônimo de sucesso, beleza, felicidade e como um padrão que deve ser seguido, o que pode provocar muitos transtornos para quem tenta atender a essa demanda. Apesar disso, existe um movimento contrário que tem valorizado e estimulado a melhora do estilo de vida e o tratamento da obesidade por uma questão de saúde e, também, uma busca pela aceitação e conforto com o próprio corpo.

O intuito deste capítulo não é estimular a busca do corpo considerado ideal, mas sim, do corpo saudável; refletir e ajudar a lidar com a obesidade utilizando estratégias de enfrentamento eficazes; e colaborar para que as pessoas que estão acima do peso possam melhorar sua autoeficácia, e consequentemente sua saúde física e mental.

Existem vários estudos descrevendo sobre os fatores psicológicos relacionados à obesidade, irei citar alguns, mas eu gostaria que você se olhasse e se percebesse, independentemente dos achados.

Os principais fatores psicológicos relacionados à causa da obesidade são: baixa autoestima, ansiedade, depressão, impulsividade, modos de enfretamentos desadaptados, qualidade das relações interpessoais e padrão de comportamento alimentar. Além disso, do ponto de vista psicológico, o fato da pessoa querer tratar a obesidade e não conseguir realizar e manter mudanças pode estar associado à sensação de incapacidade e limitações subjetivas que impedem a perda e manutenção do peso.

Por mais que a pessoa deseje perder peso, além das questões endócrinas e hereditárias, pode existir um sentido para que ela mantenha o corpo acima do peso saudável, o que também atrapalha na adesão ao tratamento. Conhecer os significados, os danos e as dificuldades pessoais é importantíssimo, porém pode não ser suficiente para prevenir riscos à saúde. Na maioria das vezes, só reconhecemos nossas habilidades e capacidades nos momentos adversos. Como preconiza a Psicologia Positiva, ao tomar consciência das nossas potencialidades, adquirimos mais recursos para lidar com eventos estressores, tornando-nos agentes ativos na superação da vulnerabilidade.

Que tal identificar quais são suas capacidades?

- ▶ Tente resgatar como foi a sua trajetória de vida, considerando os contextos sociais e culturais em que está inserido.
- ▶ Lembre-se de alguma situação difícil em que você conseguiu resolver de forma efetiva, por mais que demandasse esforço.
- ▶ Com relação ao peso, lembre se já conseguiu perder peso em tentativas anteriores, caso tenha ocorrido.

É importante estar ciente de que você tem toda autonomia sobre sua saúde, porém é preciso identificar os seus principais empecilhos internos e externos para realizar mudanças mais consistentes.

Nota-se que a maioria das pessoas com obesidade apresenta um pico motivacional, passando pelos estágios de mudança de maneira rápida e logo "recai" e retorna ao comportamento anterior. Então, é comum essas pessoas se mostrarem resistentes à mudança de estilo de vida e adesão ao tratamento, porque já tentaram perder peso algumas vezes, "recaíram" e sentem-se incapazes de conseguir um resultado significativo. Ou também, muitos se mostram ambivalentes, pois os benefícios que enxergam a partir das mudanças ainda não são suficientes para que decidam colocá-las em prática. Ainda assim, é notável uma sensação de baixa capacidade, o que interfere diretamente nas suas atitudes e na maneira como encaram as situações. Essas questões estão associadas com a pouca percepção de autoeficácia.

COMO ESTÁ A SUA PERCEPÇÃO DE AUTOEFICÁCIA?

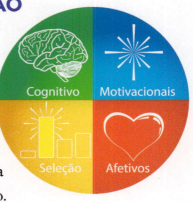

Antes que você responda, vamos esclarecer o significado da autoeficácia e por que é tão importante no tratamento da obesidade. Assim, você terá mais subsídios para avaliar como anda a sua sensação de autoeficácia para redução de peso e manutenção do peso perdido.

A autoeficácia é definida como uma crença que as pessoas desenvolvem sobre suas capacidades pessoais para iniciar, executar e desempenhar com sucesso tarefas específicas. Ela está relacionada à maneira como os indivíduos sentem, pensam e se comportam, o que interfere no modo de agir e alcançar uma meta.

Para realizar uma mudança, temos alguns processos e a autoeficácia exerce uma influência importante, sendo eles:

- ▶ cognitivos, relacionados à antecipação das consequências das próprias ações;
- ▶ motivacionais, que influenciam no esforço e tempo dedicado a executar uma atividade;
- ▶ afetivos, que estão associados às reações emocionais das pessoas;
- ▶ seleção, no qual as pessoas decidem fazer algo que se sentem capazes de conseguir.

Dessa forma, a percepção da pessoa sobre si e suas capacidades interfere na motivação, no planejamento, na ação e nas reações emocionais frente a várias situações. Logo, a sensação de autoeficácia promove uma expectativa, seja ela boa ou ruim.

Pronto! Imagino que agora você, talvez, consiga responder como está a sua percepção de autoeficácia para redução do peso. Caso não consiga, venha conosco!

Existem quatro principais fontes de autoeficácia: as experiências pessoais; as experiências vicárias; a persuasão social; e os estados fisiológicos. Gostaria que você lesse e pensasse respondendo os seguintes itens:

1. Experiências pessoais: ter sucesso em experiências pessoais anteriores faz com que os ganhos se generalizem a outras situações.

   ▶ Observe resultados positivos que obteve ao longo da vida diante de situações difíceis.

2. Experiências vicárias: dizem respeito ao ato de observar as pessoas realizando determinadas atividades com sucesso e gerar expectativas no observador de que é possível fazer algo. Também, aprender a partir da observação da vivência do outro.

   ▶ Você já aprendeu a partir da observação do comportamento de outras pessoas?

3. Persuasão social: por meio de *feedbacks* do outro, é possível nos sentirmos estimulados a enfrentar situações diversas.

   ▶ Lembre-se de situações em que obteve elogios, *feedbacks* positivos de pessoas sobre sua atitude.

4. Estados fisiológicos: reações do organismo, como estresse, dor e ansiedade, podem interferir na percepção da competência pessoal, pois esses estados fisiológicos podem ser interpretados como falta de capacidade em executar determinada ação.

▶ Identifique uma situação que lhe gerou estresse e isso lhe fez pensar que não era capaz de executar determinada ação, mas ainda assim você conseguiu.

Lembre-se de que a maneira pela qual você interpreta os acontecimentos da sua vida fundamenta suas crenças de eficácia pessoal. Todos os itens citados anteriormente são importantes, mas preste atenção na resposta da questão 1, pois é o fator principal para o desenvolvimento da percepção da sua autoeficácia, uma vez que é baseada na sua experiência e na sua sensação de sucesso.

A estabilidade da autoeficácia é variável, porque as crenças podem alterar dependendo daquilo que deve ser feito. Ou seja, é viável que uma pessoa sinta-se altamente capaz para cozinhar, mas ineficaz para conseguir cumprir uma dieta, por exemplo. Pessoas com obesidade podem ter crenças e pensamentos disfuncionais em relação ao peso, à alimentação e ao valor pessoal. É natural associarem o fato de ser magro com capacidades de autocontrole, competência. Sendo assim, isso interfere diretamente na autoestima da pessoa com obesidade e pode desenvolver crenças disfuncionais como: "se sou gordo, não consigo me controlar, sou inferior ao outro".

A existência da crença de autoeficácia também se faz necessária para manutenção da perda de peso. Pessoas com obesidade que se sentem capazes de controlar o peso e que entendem que o emagrecimento dependerá de suas ações têm mais probabilidade de manter o emagrecimento. Para manter-se com o peso atingido, é necessário que a pessoa não perceba o emagrecimento como um processo finito, e sim como o início da aquisição de novos hábitos. Assim, elas criarão um novo padrão de relação com a alimentação e as escolhas por alimentos saudáveis passarão a ser mais fáceis. Os impactos psicológicos da obesidade devem ser avaliados, porque não se restringem ao peso, e podem indicar dificuldades em outros aspectos da vida.

Outro exercício é realizar uma avaliação mais ampla do seu valor pessoal e desenvolver habilidades sociais, pois assim sua autoestima também estará pautada em outras virtudes, que não apenas a imagem corporal. Lembre-se de que somos seres com diversas habilidades, e é importante não nos restringirmos a um único aspecto. Aumentar o repertório de habilidades sociais e melhorar a qualidade das relações interpessoais favorece o desenvolvimento de crenças de autoeficácia e, por consequência, melhora a autoestima.

Uma característica de personalidade intimamente ligada à sensação de autoeficácia e que atua como fator determinante quando acontecem situações difíceis é o otimismo. Este é descrito como uma predisposição emocional e cognitiva para sentir e pensar que os pontos positivos da vida prevalecem sobre os negativos; e é influenciado por fatores genéticos, pelas primeiras experiências de vida e pelas circunstâncias. Mas a boa notícia é que o otimismo pode ser desenvolvido!

Pessoas otimistas, que acreditam nas suas capacidades e que seus objetivos são acessíveis, persistem mais nas tarefas em que se envolvem, mostram-se esforçadas e estratégicas, lidam com estresse de forma saudável e recuperam-se rapidamente das adversidades. Quando cremos positivamente em nós mesmos e que coisas boas irão nos acontecer, nosso corpo recebe uma carga de hormônios, como dopamina, serotonina, endorfina e ocitocina, o que provoca uma sensação de bem-estar. As emoções positivas nos ajudam a ter mais foco, a desempenhar com mais qualidade o que nos propomos a fazer e a fortalecer nossos vínculos.

Em contrapartida, os pessimistas interpretam tanto os acontecimentos presentes, quanto os do futuro de modo negativo, que muitas vezes, deixam de se esforçar por considerarem seus objetivos inalcançáveis. Um indivíduo que duvida das suas capacidades tende a desistir dos seus objetivos de forma fácil, não possui grandes ambições, tende a associar os seus fracassos a causas externas. Além disso, muitas vezes sentem-se frustrados e incompetentes, apresentam dificuldade em lidar com situações estressantes e a sua recuperação diante das crises é complicada.

O otimista gera crenças de autoeficácia mais fortes, porém, é importante considerar que as crenças em si mesmo não são garantia de sucesso. No entanto, a dúvida da sua própria capacidade é sim uma garantia de insucesso, pois é improvável obter bons resultados enquanto a pessoa estiver lutando contra as suas incertezas.

Exemplificando em relação à obesidade, pode-se perceber que, quando o paciente apresenta uma baixa autoeficácia, ele inicia o tratamento e, diante do primeiro empecilho, já acredita que não irá conseguir, desiste fácil e reforça o pensamento de que não é capaz. Aqui, cabe trabalhar a sensação de autoeficácia, explorando as realizações em que a pessoa já obteve sucesso; e mostrar suas potencialidades.

Ok, agora você pode estar se perguntando. Entendi o porquê da importância de ser otimista e ter uma sensação de autoeficácia, mas como consigo desenvolvê-la e como aplicá-la para enfrentar as dificuldades no tratamento da obesidade?

Como vimos, a autoeficácia apresenta um papel de bem-estar e motivação frente às mudanças e na adesão ao tratamento da obesidade, colaborando com o controle do comportamento alimentar, inserção da prática de atividade física regular e ampliação da confiança quanto ao controle do peso.

Para controle do peso, é fundamental utilizarmos algumas estratégias de enfrentamento, que são um conjunto de aspectos cognitivos e comportamentais usados para confrontar as situações consideradas estressantes, de forma a tolerar as demandas internas ou externas que sobrecarregam os recursos pessoais. Alguns estudos indicam que pessoas com obesidade apresentam dificuldade em lidar com situações estressantes, utilizando-se de estratégias de enfrentamento desadaptadas.

O enfrentamento possui duas funções estratégicas principais:

1. **Focado no problema**, que representa a maneira de lidar e planejar cenários positivos de ação, utilizando estratégias cognitivas e comportamentais com o evento que está causando sofrimento;

2. **Focado na emoção**, que diz respeito à regulação da emoção, assim como apresentar evitação cognitiva ou comportamental e distanciamento a fim de aliviar o estresse. Este, na maioria das vezes, é utilizado após avaliar que nada mais poderia ser feito para alterar as ameaças ou danos do meio ambiente.

Em situações de estresse, o uso de estratégias de enfrentamento varia de acordo com as características do indivíduo. Por exemplo, pessoas impulsivas costumam ter poucos recursos para tomada de decisão e geralmente se envolvem em comportamentos de risco para obter um prazer imediato sem considerar as consequências. Podem ter dificuldade em lidar com um ambiente que oferece alimentos variados e comer excessivamente. Logo, tendem a não utilizar estratégias de enfrentamento eficazes.

Alguns estudos indicam que indivíduos com transtornos alimentares e obesidade apresentam estratégias de enfrentamento desadaptadas mais frequentemente do que a população geral; e tendem a descarregar emocionalmente os sentimentos diante de um problema, o que provoca maior impacto na saúde mental. Por exemplo, é comum que pessoas com obesidade comam excessivamente como forma de enfrentamento das emoções desagradáveis. Elas apresentam uma tendência a utilizarem o alimento como uma estratégia para enfrentar a sua ansiedade e lidar com as dificuldades, sentindo um alívio imediato. Assim, as estratégias inadequadas de enfrentamento afetam o comportamento alimentar e pioram o estado emocional, apesar da sensação de prazer instantâneo.

As estratégias para enfrentar os problemas desencadeados pelo excesso de peso e obesidade devem acontecer pela mudança das atitudes, intervenções no âmbito emocional e social, assim como no incentivo da resolução com foco no problema.

As estratégias focadas no problema, que estão associadas ao engajamento na mudança ou manejo da situação estressora, estabelecem uma ligação positiva com a percepção de autoeficácia em resistir ao ato de comer diante da disponibilidade, na prática de atividade física, redução de porções e avaliação de situações em que se corre mais risco de exagerar no consumo de alimentos para pensar em um planejamento.

Outro fator importante utilizado como estratégia, mas pouco recorrido pelas pessoas com obesidade, é o suporte social. Quando apresentamos um apoio social, familiar e suporte emocional no estímulo à perda de peso, fica mais fácil aderir ao tratamento e diminui-se a chance de ocorrer ingestão compulsiva.

As intervenções psicológicas são fundamentais para colaborar com o desenvolvimento de habilidades de enfrentamento que permitam ampliar o repertório comportamental para lidar com os problemas e gerar mudanças nas formas de percepção e relação com o meio; assim como favorecer maior assertividade e outras características pessoais e melhorar o autocontrole emocional e a autoconfiança.

Sendo assim, seguem algumas recomendações do Modelo PERMA (*Positive Emotion, Engagement, Relationship Meaning, Accomplishment*) proposto por Seligman para gerar emoções positivas, mais otimismo e melhorar a autoeficácia (Figura 7.1).

CONSTRUINDO CAMINHOS PARA O EMAGRECIMENTO SAUDÁVEL

P	*Positive Emotion* Emoção Positiva	Cultive emoções positivas, fique atento aos aspectos bons que acontecem com você. Para que isso aconteça, busque entender o que de fato te faz bem e trabalhe para conquistar o seu estado de felicidade. Se você apresenta dificuldade em manter hábitos saudáveis, valorize suas conquistas, mesmo que naquele dia você não ache que todas suas escolhas foram saudáveis.
E	*Engagement* Engajamento	Estar engajado significa estar em um estado de atenção plenamente focado. Pense em algo que você faz que te deixa tão concentrado e feliz que você perde a noção de tempo e espaço. Isso acontece quando fazemos aquilo que gostamos e para isso é importante que você conheça quais são os seus talentos, diferenciais, forças e as virtudes que se destacam. Estas competências precisam encontrar um lugar onde possam ser exercitadas, de modo que a integração entre aquilo que a pessoa gosta e sabe fazer possam levá-la a se conectar verdadeiramente com aquilo que faz. Portanto, para ter uma vida mais realizada é fundamental identificar quais são os trabalhos e momentos que te deixam mais confiante, produtivo, engajado, concentrado e feliz. Isso ajuda a se entregar de corpo e alma ao que faz; desenvolver suas habilidades e ter um presente mais positivo.
R	*Relationship* Relacionamento	Nós somos seres relacionais, ou seja, temos necessidade de estarmos em contato com outras pessoas, criarmos vínculos e gerarmos conexões. Assim, quanto mais positivas e construtivas forem nossas relações, mais positivas serão também nossas emoções, ideias e comportamentos. Construir boas relações exige tempo, comprometimento, confiança, respeito e colaboração de todas as partes. E, ao estarmos em contato com pessoas diferentes de nós, conseguimos ampliar nosso repertório, nossas perspectivas em muitos aspectos. Quando maior for à qualidade destes relacionamentos, maiores são as chances de conquistarmos nosso bem-estar e felicidade autêntica.
M	*Meaning* Propósito	O propósito é o que nos conecta a algo maior, que dá sentido à nossa existência e nos faz querer ir além. Quando não temos esse sentido claro, fazemos nossas atividades por fazer. O propósito é algo que nos preenche e pode colaborar para prevenir alguns transtornos, como por exemplo a depressão. Quando encontramos um propósito no trabalho e na vida, damos mais significado à nossa existência, e nos tornamos mais felizes.
A	*Accomplishment* Realizações	Realizar nos mostra que somos capazes de superar dificuldades e construir algo. Portanto, é importante definirmos metas e termos objetivos bem claros para conseguirmos dedicar com mais assertividade a nossa energia e nosso tempo para o que desejamos conquistar. Realizar uma meta nos proporciona sensação de autoconfiança e melhora da autoestima. Assim, reconheça o valor de cada sucesso, por menor que ele seja. Essas sensações fortalecem nossos recursos internos e fazem parte da construção da felicidade.

Bom, agora que foi esclarecida a importância de nos sentirmos capazes de realizar algo, que tal começar de uma forma diferente e ir em busca do que você tanto deseja?

O tratamento da obesidade requer acompanhamento endocrinológico e nutricional, e a psicoterapia é uma forte aliada, pois é evidente a importância de lidarmos com emoções e cognições, bem como de desenvolvermos a capacidade de enfrentarmos situações estressoras no tratamento.

Espero que você tenha conseguido identificar as suas dificuldades e possíveis formas de enfrentá-las. Então, se quiser perder peso e ter uma vida mais saudável, siga nossas dicas. Identifique suas motivações para mudança, vantagens, desvantagens, possíveis dificuldades para atingir uma meta e estabeleça objetivos claros e atingíveis. Comece devagarzinho e valorize cada conquista. Reconheça quem pode te ajudar, quando e de que forma. Avalie suas experiências anteriores, suas forças pessoais e o grau de confiança em si mesmo. Perceba os empecilhos que poderão interferir na realização da sua meta e planeje estratégias para lidar com eles. E não se esqueça de pedir ajuda! Caso você retorne a algum comportamento anterior, considere como uma "recaída" específica e retome seu comportamento. Afinal, a recaída faz parte do processo, mas saber lidar com ela e perceber sua capacidade em conseguir fará com que você obtenha sucesso no que se propôs.

Leitura sugerida

1. Bandura A. Self-efficacy: The exercise of control. New York: Freeman; 1997.

2. Caetano C, Carvalho AMP, Galindo EMC. Obesidade e aspectos psicológicos: maturidade emocional, auto-conceito, locus de controle e ansiedade. Psicol Reflex Crit. 2005;18(1):39-46.

3. Mestre S, Ribeiro JP. Percepção de saúde e percepção de competência: a psicologia positiva no tratamento da obesidade. Actas do VII Simpósio Nacional de Investigação em Psicologia – Universidade do Minho, Portugal. 2010.

4. Moos RH. The mystery of human context and coping: An unravelling of clues. American Journal of Community Psychology. 2002;30(1):67-88.

5. Paludo S, Koller SH. Psicologia positiva: uma nova abordagem para antigas questões. *Paidéia*. 2007;17:9-20.

6. Sanchez GFM, Schneider BD, Habigzang LF. A influência das crenças de autoeficácia na manutenção do emagrecimento. Aletheia. 2015;46:202-210.

7. Silva CT, Bernardes JW, Bellé AH, Marin AH. Estratégias de enfrentamento e autoeficácia em mulheres com sobrepeso e obesidade em tratamento nutricional. Psicogente. 2020;23(43):1-18. doi: https://doi.org/10.17081/psico.23.43.3573.

8. Tomaz R, Zanini DS. Personalidade e Coping em Pacientes com Transtornos Alimentares e Obesidade. Psicologia: Reflexão e Crítica. 2009;22(3):447-454.

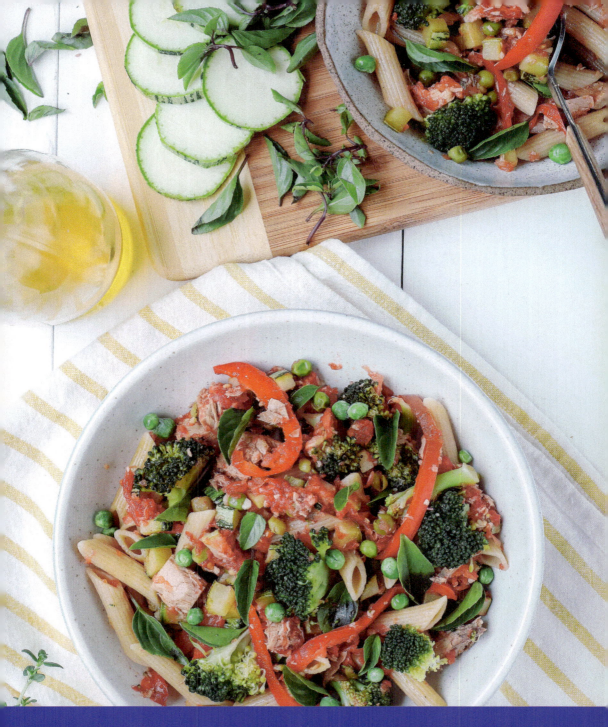

→ *O desafio*

Prepare sua versão saudável de uma receita afetiva de macarrão.

→ *A receita*

Adriana Katekawa | Juliana Watanabe | Tutu Galvão Bueno

Macarronada dos Médicos na Cozinha

Rendimento: 4 porções

Ingredientes:

- 300g de macarrão integral
- 4 alhos ralados
- 2 colheres (sopa) de azeite de oliva
- ½ pimentão vermelho em tiras sem sementes
- 2 abobrinhas em cubos
- 8 tomates italianos ralados
- ½ maço de brócolis cozido
- ½ xícara (chá) de ervilhas frescas
- 2 latas de atum com azeite
- Noz moscada a gosto
- Sal a gosto
- Pimenta-do-reino moída na hora a gosto
- Manjericão a gosto

Modo de preparo: coloque o macarrão para cozinhar em água fervente com sal, pelo tempo indicado na embalagem. Deixe a massa nessa água o tempo indicado na embalagem. Enquanto isso, coloque o alho no azeite, salpique o sal, deixe por 1 minuto, adicione as tiras de pimentão, as abobrinhas em cubos, os tomates ralados, os brócolis, as ervilhas frescas, o atum, a noz moscada, pimenta do reino e sal. Quando a massa estiver pronta, coloque sobre a panela que está o molho acrescentando um pouco da água do cozimento (4 colheres de sopa ou mais). Finalize com um pouco de azeite e manjericão.

▶ **Dica Culinária:** ao contrário do que muitos pensam, nem toda macarronada é muito calórica. Esta preparação pode ser incluída em uma rotina alimentar saudável desde que você inclua várias verduras, legumes, ervas frescas e algumas fontes de proteína (atum, camarão, ervilha, frango desfiado, lentilha).

▶ **Informação nutricional relevante:** o atum é considerado um alimento fonte de proteína de alto valor biológico, com baixo teor de gorduras saturadas, e elevadas concentrações de ômega-3. Quanto às diferenças em relação ao atum conservado em óleo e em água, recomenda-se para pessoas que buscam o melhor controle de peso a versão em água, por conta do menor valor calórico, fator que pode auxiliar neste processo.

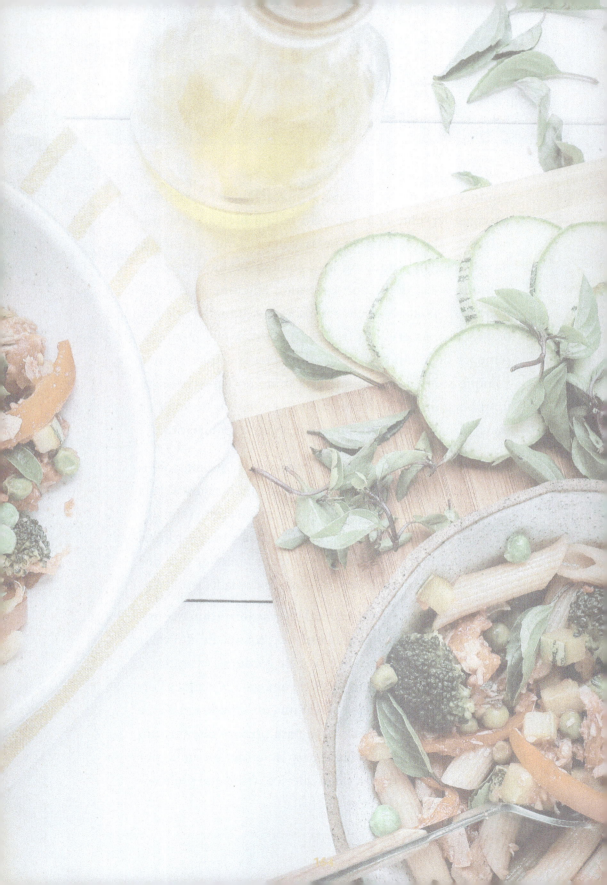

8

E QUANDO A RECEITA ESTÁ PERFEITA, MAS VOCÊ NÃO CONSEGUE SEGUIR?

MEDICAMENTOS PARA AJUDAR NA PERDA DE PESO – COMO, QUANDO E PARA QUEM?

Patricia Sales

> *"Já fui em nutricionista mil vezes, já sei o que preciso comer, o problema é que não consigo colocar em prática. Pratico atividade física regularmente. E nem acho que minha alimentação é tão ruim assim. Mas não tem jeito, não consigo emagrecer."*
>
> *"Quero acabar de uma vez com este efeito sanfona. O problema é que nunca consegui concluir de vez um tratamento, sempre paro na metade e com isso recupero meu peso todo de novo."*
>
> *"Tal remédio não funciona pra mim, pois toda vez que paro o remédio, recupero meu peso de novo."*
>
> *"Dr(a)., por quanto tempo preciso usar este remédio? Não é perigoso ficar usando por muito tempo?"*

Bom dia, para você que se identificou com um desses comentários acima! Queria dizer que este capítulo foi escrito com muito carinho, pensando em você!

CONSTRUINDO CAMINHOS PARA O EMAGRECIMENTO SAUDÁVEL

Ter hábitos de vida saudáveis (como ter uma boa alimentação, praticar atividade física, ter um sono de boa qualidade, um controle adequado de estresse, boas relações interpessoais e uma boa rede de apoio) é essencial para a prevenção e o tratamento do sobrepeso e da obesidade. Aliás, também o são para o tratamento de diversas outras doenças crônicas que dependem muito do estilo de vida para o seu controle, como diabetes, dislipidemias (colesterol alto) e hipertensão.

Muitos pacientes com diabetes conseguem controlar suas glicemias exclusivamente com medidas comportamentais, como a retirada do açúcar e do excesso de carboidratos da dieta, além da inclusão da prática de atividade física na sua rotina diária. Muitos pacientes com hipertensão também conseguem controlar sua pressão arterial apenas retirando o sal da comida. E muitos pacientes com colesterol alto controlam suas taxas apenas cortando as gorduras da dieta. No entanto, algumas pessoas não conseguem fazer este controle apenas com estas mudanças comportamentais e precisam utilizar também medicamentos de uso contínuo para ficarem bem. E, no tratamento do sobrepeso e da obesidade, acontece a mesma coisa: o uso de medicamentos deve ser feito por aqueles pacientes que não conseguiram alcançar e/ou manter um peso saudável apenas com a instituição das mudanças de estilo de vida.

QUEM DEVE USAR REMÉDIOS PARA AJUDAR NA PERDA DE PESO?

Segundo a IV edição das Diretrizes Brasileiras de Obesidade, deve ser tratado com medicamento para ajudar na perda de peso o indivíduo que se encaixar nos seguintes pré-requisitos:

E QUANDO A RECEITA ESTÁ PERFEITA, MAS VOCÊ NÃO CONSEGUE SEGUIR?

- Ter um IMC (índice de massa corporal, calculado dividindo seu peso pela sua altura ao quadrado: IMC = peso/altura^2) > 30,0 ou > 27,0 associado a outras doenças causadas ou agravadas pelo excesso de peso.

- No caso de asiáticos, considera-se um IMC > 23,0 (o rigor é maior com os asiáticos, pois sabe-se que o risco de indivíduos com esta etnia terem diabetes e síndrome metabólica é maior, mesmo com peso não tão alto assim).

- Ou presença de gordura abdominal aumentada (circunferência de abdome maior que 80 cm em mulheres ou maior que 90 cm em homens), mesmo que com peso normal. Este critério é importante, pois existe o biotipo "falso magro", que tem o peso não tão alto (muitas vezes por ter pouca massa muscular e apresentar-se com os membros finos, dando uma aparência de ser longilíneo, mas quando fazemos o exame físico vemos que na verdade ele possui um grau de adiposidade abdominal importante, e é essa adiposidade a perigosa para a saúde, independente do peso final da pessoa).

- Para todos estes casos, deve-se tentar inicialmente a perda de peso apenas com medidas comportamentais (dieta restritiva em calorias e, se possível, atividade física regular de pelo menos 150 minutos por semana).

- E, se o tratamento dietético falhar, está formalmente indicado o início de um tratamento medicamentoso para o tratamento desta doença.

POR QUE DEVEMOS TRATAR O SOBREPESO E A OBESIDADE? NÃO POSSO APENAS "CONVIVER" PACIFICAMENTE COM OS MEUS QUILOS A MAIS?

Por muito tempo pensou-se que ser "gordo ou magro" era apenas uma característica física da pessoa, assim como ser "alto ou baixo", "loiro ou moreno", "careca ou cabeludo". Claro que cada pessoa tem seu gosto e suas preferências estéticas, mas não é disso que estamos falando. Estamos falando de saúde. E sabemos hoje que a gordura em excesso é metabolicamente muito deletéria. O tecido adiposo não é um depósito inerte de calorias, mas sim um tecido metabolicamente muito ativo, que produz centenas de proteínas e hormônios diariamente (sim, o tecido adiposo é hoje considerado o maior órgão endócrino do nosso corpo!). E estas proteínas, chamadas citocinas inflamatórias, causam um estado inflamatório sistêmico tão grande, que muitas vezes a pessoa com obesidade se sente como se estivesse constantemente doente: sente cansaço, desânimo, estafa, falta de energia, falta de libido, falta de memória, sono ruim, sintomas físicos como dores articulares, além do impacto psicológico e emocional pelos quilos a mais. Ainda, a obesidade pode causar ou agravar mais de 200 doenças diferentes, exemplificadas abaixo na Tabela 8.1.

Tabela 8.1. Doenças causadas ou agravadas pela obesidade

Coração	Sistema vascular
▶ Doença arterial coronariana	▶ Hipertensão arterial sistêmica
▶ Hipertorfia ventricular esquerda	▶ Acidente vascular cerebral
▶ Angina de peito	▶ Edema de membros inferiores
▶ Fibrilação atrial	▶ Veias varicosas
▶ Arritmia ventricular	▶ Doença hemorroidária
▶ Insuficiência cardíaca congestiva	▶ Doença tromboembólica

E QUANDO A RECEITA ESTÁ PERFEITA, MAS VOCÊ NÃO CONSEGUE SEGUIR?

Sistema respiratório
- Apneia obstrutiva do sono
- Asma
- Hiperventilação alveolar
- Policitemia secundária
- Hipertrofia ventricular direita

Sistema digestório
- Refluxo gastroesofágico
- Esofagite de refluxo
- Colelitíase
- Esteatose hepática
- Fibrose hepática
- Cirrose hepática

Doenças metabólicas/hormonais
- Diabetes melito tipo 2
- Gota (hiperuricemia)
- Hiperlipidemias

Rins
- Proteinúria
- Trombose de veia renal

Pele
- Estrias
- Acantose *nigricans*
- Hirsutismo
- Intertrigo
- Calo plantar
- Papilomas múltiplos

Doenças osteomusculares
- Osteoartrose de joelhos
- Osteoartrose de coluna
- Esporão de calcâneo
- Tíbia vara (doença de Blount)
- Epifisiolistese femoral proximal
- Agravo de defeitos posturais

Neoplasia
- Endométrio
- Vesícula
- Mama
- Próstata
- Cólon
- Diagnóstico de nódulos

Função sexual e reprodutora
- ↓ *performance* obstétrica
- Risco de toxemia
- Risco de hipertensão
- Risco de diabetes melito
- Parto prolongado
- Cesárea mais frequente
- Irregularidade menstrual
- Ciclos anovulatórios
- Fertilidade diminuída

Função psicossocial
- ↓ autoimagem
- ↓ relacionamentos
- Sentimento de inferioridade
- Isolamento social
- Suscetibilidade a neuroses
- Perda de mobilidade
- Mais faltas ao emprego
- Aposentadoria precoce
- Mais licenças médicas

Outras comorbidades
- Aumento do risco:
  - Cirúrgico
  - Anestésico
  - De hérnias
- Propensão a acidentes
- ↓ outros diagnósticos

CONSTRUINDO CAMINHOS PARA O EMAGRECIMENTO SAUDÁVEL

Uma pessoa com obesidade vive em média 2 a 10 anos a menos que uma pessoa de peso normal, e um estudo realizado em Cleveland em 2017 mostrou que a obesidade é atualmente a maior causa evitável de anos perdidos de vida, sendo seguida de diabetes, tabagismo, hipertensão e dislipidemia. Aliás, você sabia que a atual geração de crianças será a primeira geração da história da humanidade que terá sua expectativa de vida menor que a de seus pais? Sim, e infelizmente a causa disso é a epidemia da obesidade.

Diante de todo o exposto, não restam dúvidas de que sim, a obesidade é uma doença grave, com potencial para prejudicar em muito a saúde e qualidade e vida de quem vive com ela, podendo inclusive levar a uma mortalidade mais precoce. Portanto, sim, você precisa tratá-la! E é considerada uma má prática médica se nós, médicos, sabendo disso tudo, não alertarmos a vocês, nossos pacientes, dos perigos de "deixar esses quilos a mais" ou de fechar os olhos e conviver com eles como se nada estivesse acontecendo. Seria o mesmo que um cardiologista ignorar uma pressão alta do paciente, ou um diabetologista ignorar a glicemia alta do seu paciente. Por mais que a pressão alta ou a glicemia alta possam não estar causando nenhum sintoma naquele momento, sabemos do enorme risco para a saúde de manter estes parâmetros fora das metas ideais em longo prazo. E agora você aprendeu que o mesmo acontece com o seu peso: ele precisa estar controlado. E a boa notícia é: você não precisa necessariamente atingir o seu peso ideal. Os estudos mostram que uma perda de 10 a 15% do peso, mesmo que ainda permanecendo acima do ideal, já é o suficiente para melhorar DEMAIS os parâmetros cardiovasculares, metabólicos, risco de diabetes e risco de mortalidade. Por isso, se você conseguiu emagrecer e se manter (que é o mais difícil!) apenas com dieta e exercícios, você está de parabéns! Mas, se este não foi o seu caso, não tenha vergonha, medo ou receio: você está com a maioria. Os estudos mostram que, sem tratamento específico, as chances de um homem com obesidade moderada passar a ter um peso normal é de 1:210, e no caso de uma mulher, o número é de 1:124. Ou seja, é possível, mas muito improvável.

E QUANDO A RECEITA ESTÁ PERFEITA, MAS VOCÊ NÃO CONSEGUE SEGUIR?

Portanto, se você se encontra neste grupo de pessoas que precisa se tratar, mas ainda não começou, procure seu médico endocrinologista de confiança, pois você merece ser tratado para viver mais e melhor.

QUAIS SÃO ESTES REMÉDIOS?

Atualmente, temos disponíveis no Brasil alguns medicamentos utilizados para a perda de peso. Dependendo do medicamento escolhido, os principais mecanismos de ação que fazem estes medicamentos ajudarem no emagrecimento são:

- promover redução do apetite;
- aumentar a saciedade (precisar comer menos para já sentir o estômago cheio);
- reduzir a ansiedade pela comida (não necessariamente é fome, concorda que são diferentes?);
- reduzir a compulsão alimentar e aquele prazer extremo que sentimos ao comer algo que está incrivelmente gostoso;
- aumentar o gasto energético do organismo;
- ativar o tecido adiposo marrom (tecido termogênico do corpo);
- eliminar algumas das calorias ingeridas através das fezes ou da urina.

É claro que, como qualquer medicamento, por mais simples que seja, sempre há riscos de o indivíduo ter possíveis efeitos colaterais indesejáveis e, para todo medicamento, há pessoas que, por alguma condição específica de saúde, não podem fazer uso daquele tipo de medicamento (são as famosas contraindicações). Para exemplificar, todas grávidas ou lactantes não podem fazer uso de nenhum medicamento que promova perda de peso, pelo risco de o medicamento passar para o bebê pela placenta ou pelo leite materno. Por isso, é muito importante que toda medicação seja sempre prescrita por um médico especialista que, ao avaliar toda sua história clínica com sinais e sintomas, seus antecedentes pessoais, antecedentes familiares, exame físico, exames laboratoriais e até mesmo exames de imagem, quando necessários, possa te prescrever algo que seja realmente eficaz e seguro para o seu caso. Não existe uma receita de bolo, e nem mesmo um medicamento que seja o melhor para todo mundo. Cada indivíduo, dependendo das suas peculiaridades (sente muita fome nas refeições? Quase não come nas refeições, mas belisca muito entre elas? Come muito doce? Muita fritura? Acorda pra comer de madrugada? Come por ansiedade?), das suas comorbidades e "*status* atual de saúde", pode ou não usar determinado medicamento, e pode ter uma resposta melhor ou pior do que seu amigo que usou o mesmo remédio. Por isso, nunca se compare com os outros. Você precisa ser a melhor versão de você mesmo.

Dito isso, vamos falar agora um pouco sobre os remédios disponíveis:

Sibutramina: a sibutramina é o medicamento mais antigo aprovado no Brasil para a perda de peso, tendo sido registrado pela Anvisa em 1998. Ela atua inibindo a recaptação dos neurotransmissores serotonina e noradrenalina. Isso significa que estes dois neurotransmissores vão circular em concentração maior no seu corpo. Com uma maior quantidade de serotonina, geralmente sentimos uma maior sensação de prazer, bem-estar, satisfação, o que nos ajuda a "descontar" menos nossas frustrações e emoções na nossa alimentação. E, com a noradrenalina em maior concentração, o nosso apetite é inibido, e nosso metabolismo fica mais acelerado (quer dizer que queimamos mais calorias, mesmo fazendo a mesma coisa). Por isso, a sibutramina é uma das medicações que tem maior eficácia na perda de peso dentre as opções disponíveis atualmente.

"Mas Dr(a)., eu já ouvi falar tão mal da sibutramina... ela não é perigosa?" No final de 2009 foi concluído um estudo chamado SCOUT, que mostrou que, em pacientes de alto risco cardiovascular (maiores de 55 anos com antecedente de infarto, derrame ou com múltiplos fatores de risco), o risco de ter um evento cardiovascular era de 11,4% nos usuários de sibutramina (*versus* 10% no grupo placebo). No entanto, para pacientes de baixo risco cardiovascular (jovens, com pressão bem controlada, sem arritmias ou cardiopatias) os estudos não mostraram nenhum aumento de risco. Portanto, sibutramina é sim um medicamento seguro, desde que seja indicada por um profissional responsável, que saiba avaliar se você se encontra ou não no grupo de alto risco cardiovascular para o qual ela é contraindicada (Tabela 8.2).

Tabela 8.2. Resumo da sibutramina

Mecanismos de ação	▶ Inibe a fome ▶ Reduz o comer emocional ▶ Acelera o metabolismo
Quem se beneficia	▶ Padrão hiperfágico, beliscadores e comedores de doces
Efeitos colaterais	▶ Boca seca ▶ Intestino preso ▶ Dor de cabeça ▶ Irritabilidade ▶ Náuseas ▶ Tontura ▶ Tremores ▶ Taquicardia ▶ Aumento de pressão arterial
Contraindicações	▶ Pressão descontrolada ▶ Arritmia ▶ Cardiopatia ▶ Antecedente de angina, infarto ou derrame ▶ Pacientes em tratamento psiquiátrico (dependendo do tratamento e da medicação) ▶ Gestantes e lactantes

CONSTRUINDO CAMINHOS PARA O EMAGRECIMENTO SAUDÁVEL

Lembrando que efeito colateral, a maioria das pessoas não tem. Mas uma minoria pode ter um ou outro destes descritos anteriormente. Na maioria das vezes, são toleráveis e piores no início do uso, com melhora gradual com a continuidade ou eventualmente com a redução de dose da medicação. Por isso, para que o uso seja feito com o máximo de eficácia e segurança, deve ser sempre orientado e acompanhado por médico especialista.

Orlistate: diferentemente da sibutramina, o orlistate é um medicamento totalmente seguro do ponto de vista cardiovascular, uma vez que os estudos mostraram que esta medicação ajuda a reduzir os níveis de pressão, de colesterol ruim, de gordura no fígado e a proteger contra o risco de desenvolvimento de diabetes.

O orlistate é aprovado no Brasil desde a década de 1990 e tem a ação de inibir em aproximadamente 30% a ação das lipases intestinais, que são as enzimas do nosso intestino que digerem gordura. Assim, nossa capacidade de digerir e absorver gordura fica menor, e passamos a eliminar cerca de 30% da gordura ingerida pelas fezes. Mas, por não diminuir nossa fome e nem acelerar nosso metabolismo, acaba sendo uma medicação de potência fraca na perda de peso (Tabela 8.3). Além disso, por eliminar gordura nas fezes, acaba tendo um discreto efeito laxativo, sendo um "dedo duro" da nossa alimentação: quanto mais gordura ingerirmos, mais solto ficará nosso intestino. Pode ser considerado um remédio educativo já que, quando se toma, acaba se evitando comer muita gordura para não apresentar diarreia e saída de óleo nas fezes.

Tabela 8.3. Resumo do orlistate

Mecanismos de ação	▶ Inibe a absorção de 30% da gordura ingerida
Quem se beneficia	▶ Quem ingere muitos alimentos gordurosos ▶ Padrão alimentar sofisticado

E QUANDO A RECEITA ESTÁ PERFEITA, MAS VOCÊ NÃO CONSEGUE SEGUIR?

Efeitos colaterais	▶ Diarreia ▶ Saída de óleo nas fezes ▶ Urgência para evacuar ▶ Incontinência fecal ▶ Dor abominal ▶ Gases
Contraindicações	▶ Doença inflamatória intestinal ▶ Doenças disabsortivas dos intestinos ▶ Gestantes e lactantes

Perdas de vitaminas que dissolvem na gordura também podem acontecer (vitaminas A, D, E e K) e, por isso, sugere-se a suplementação com polivitamínicos caso seja feito um uso prolongado (por anos) desta medicação.

Liraglutida (Saxenda®): a liraglutida é a queridinha dos endocrinologistas. Em uma época quando as únicas opções de medicamentos disponíveis para tratamento da obesidade eram o orlistate (que apesar de muito seguro, é pouco efetivo na maioria dos casos) e a sibutramina (que apesar de efetiva, não pode ser prescrita para qualquer paciente, devido aos critérios de segurança), eis que surge a liraglutida, opção extremamente eficaz e segura para a grande maioria dos pacientes.

A liraglutida é uma molécula que imita uma proteína de produção intestinal, chamada GLP-1. O GLP-1 é produzido pelo nosso intestino toda vez que nos alimentamos, e a finalidade desta proteína é sinalizar ao corpo que estamos em um estado alimentado. Ele sinaliza ao cérebro a chegada da comida, portanto inibindo as vias cerebrais que ativam a fome, e ativando as vias que sinalizam saciedade. Além disso, ele retarda o esvaziamento do nosso estômago, deixando nosso estômago cheio por mais tempo, dando aquela sensação boa de saciedade sem precisar comer tanto. Por fim, o GLP-1 avisa ao pâncreas que comemos, melhorando a produção de insulina para a metabolização da glicose, o que ajuda muito no controle do diabetes ou na prevenção desta doença, para quem não tem diabetes (e o melhor, sem causar hipoglicemia!). Os estudos com liraglutida mostraram que essa medicação reduz o risco de infarto, reduz o risco de derrame, reduz em 22% o risco de mortalidade cardiovascular, reduz um pouco a pressão arterial, a esteatose hepática (gordura no fígado) e a apneia do sono. Por isso, é uma excelente opção inclusive para proteção cardiovascular nos pacientes de maior risco! E o melhor de tudo: não tem ação psiquiátrica nenhuma, não traz nenhum tipo de alteração de humor, e pode ser combinada com qualquer tipo de tratamento psiquiátrico.

Por todas estas características, hoje a liraglutida é uma das melhores opções de medicamento para o tratamento do sobrepeso e da obesidade: altamente eficaz e segura para a maioria dos pacientes (Tabela 8.4). No entanto, é uma medicação de uso subcutâneo (uma injeção diária, que o próprio paciente aplica, com a instrução do médico) e ainda é um medicamento caro, portanto infelizmente não acessível para a maioria da população brasileira de baixa renda.

Tabela 8.4. Resumo da liraglutida, dulaglutida e semaglutida

Mecanismos de ação	▶ Reduz a fome ▶ Aumenta a saciedade ▶ Melhora o funcionamento do pâncreas (ajuda no controle glicêmico)
Quem se beneficia	▶ Padrão hiperfágico ▶ Pessoas com diabetes com excesso de peso ▶ Indivíduos com alto risco cardiovascular
Efeitos colaterais	▶ Náuseas e vômitos ▶ Refluxo, arrotos ▶ Sensação de empanzinamento, de má digestão ▶ Diarreia ou constipação ▶ Pedra na vesícula ▶ Alergia ▶ Pancreatite (raríssimo)
Contraindicações	▶ Doença do refluxo muito grave ▶ Pancreatite prévia ▶ Gestantes e lactantes

E QUANDO A RECEITA ESTÁ PERFEITA, MAS VOCÊ NÃO CONSEGUE SEGUIR?

Os efeitos colaterais são quase sempre transitórios, acontecem principalmente no inicio do uso, e melhoram com o passar do tempo. Por isso, sempre iniciamos o tratamento com uma dose mínima, que vai sendo aumentada lentamente, conforme a tolerância do paciente.

Dulaglutida (Trulicity®): a dulaglutida é uma medicação prima da liraglutida. E isto quer dizer que ambas são da mesma família, possuem os mesmos mecanismos de ação e atuam de maneira muito parecida no organismo. Portanto, ambas têm os graus de eficácia e segurança muito parecidos. No entanto, esta medicação até o momento só ganhou aprovação em bula para o tratamento do diabetes (lembra que comentamos que essa classe de medicamento ajuda muito no controle da glicemia e no funcionamento do pâncreas?). Estudos para tratamento de obesidade estão em andamento, e ela deve ganhar esta aprovação em breve (com a liraglutida aconteceu o mesmo, foi inicialmente aprovada para o tratamento de diabetes, com o nome comercial de Victoza, e depois de alguns anos ganhou a aprovação para tratamento de obesidade, com o nome comercial de Saxenda. Apesar de terem exatamente o mesmo princípio ativo, possuem nomes comerciais diferentes, por terem indicação de bula diferentes).

O CFM (Conselho Federal de Medicina) aprova o uso de medicamentos de maneira *Off Label* (ou seja, fora da indicação de bula), quando há evidências de potencial benefício com o uso do medicamento, e quando o medicamento padrão de referência disponível não teve os resultados desejados ou não pôde ser utilizado por alguma razão.

De vantagens, a dulaglutida traz o fato de ser uma aplicação semanal, em vez de diária, e de ter um sistema de aplicação muito mais fácil (uma caneta bem fácil de aplicar) do que a liraglutida. Os efeitos colaterais e contraindicações são basicamente os mesmos da liraglutida, por serem ambos da mesma família.

Semaglutida (Ozempic®): a semaglutida é também na bula brasileira um medicamento aprovado para o tratamento de diabetes, sendo exatamente da mesma família que a liraglutida e a dulaglutida. Portanto, tem os mesmos mecanismos de ação, basicamente os mesmos possíveis efeitos colaterais e as mesmas contraindicações que os outros medicamentos desta classe. Também é de aplicação semanal, assim como a dulaglutida e, de vantagem com relação aos outros, temos a potência, que se mostrou superior à dos outros dois medicamentos. A dose máxima da semaglutida é mais potente que a dose máxima da liraglutida e da dulaglutida, na maioria das pessoas, tanto para controle glicêmico quanto para perda de peso. Por outro lado, o custo também é maior. A semaglutida já foi aprovada pelo FDA para tratamento de sobrepeso e obesidade, sendo comercializada nos EUA para tratamento desta condiçao, com o nome comercial de Wegovy®.

Topiramato: o topiramato é um comprimido antigo, utilizado classicamente para tratamento de enxaqueca e epilepsia. Descobriu-se que o topiramato ajuda na perda de peso de algumas maneiras:

- ativa as vias cerebrais de saciedade e inibe as vias da fome;
- controla a compulsão alimentar, ansiedade pela comida, excesso de comer noturno e "comer por prazer";
- inibe uma enzima que faz parte da via de síntese de gordura pelo tecido adiposo;
- ativa uma enzima que estimula a queima de gordura em um tecido termogênico do nosso corpo, chamado tecido adiposo marrom.

É, por estas razões, uma das medicações com maior eficácia para a perda de peso disponíveis atualmente, juntamente com a sibutramina e com a classe dos medicamentos injetáveis discutidos anteriormente. Também é utilizado de maneira *off label* (Tabela 8.5).

E QUANDO A RECEITA ESTÁ PERFEITA, MAS VOCÊ NÃO CONSEGUE SEGUIR?

Tabela 8.5. Resumo do topiramato

Mecanismos de ação	▸ Reduz a fome ▸ Controla a compulsão alimentar ▸ Inibe a formação de gordura ▸ Ativa a queima de calorias
Quem se beneficia	▸ Compulsão alimentar ▸ Síndrome do Comer Noturno
Efeitos colaterais	▸ Formigamentos nas extremidades ▸ Sonolência ▸ Lentidão ▸ Falta de concentração e memória ▸ Pedra nos rins ▸ Aumento de pressão dentro do olho ▸ Alergias
Contraindicações	▸ Doença hepática ▸ Calculose renal muito importante ▸ Gestantes e lactantes

Em doses altas, o topiramato pode interferir com a eficácia de pílulas anticoncepcionais. Por isso, o melhor é usá-lo associado a um DIU ou preservativo.

Lisdexanfetamina (Venvanse® e Juneve®): a lisdexanfetamina é uma medicação utilizada há muitos anos para tratamento de uma doença chamada TDAH (transtorno de déficit de atenção e hiperatividade). Além de ajudar a melhorar o foco, concentração, atenção, rendimento nas atividades laborais e dar uma sensação de mais energia e disposição, percebeu-se que esta medicação controlava muito a impulsividade com relação à comida. Por isso, em 2015 a FDA (*Food and Drug Administration*) aprovou esta medicação também para tratamento de TCAP (Transtorno de Compulsão Alimentar Periódica), que é um transtorno muito comum em pacientes com quadro de obesidade. No Brasil, a Anvisa aprovou esta medicação para o tratamento do TCAP moderada a grave em 2019. (Tabela 8.6).

CONSTRUINDO CAMINHOS PARA O EMAGRECIMENTO SAUDÁVEL

Tabela 8.6. Resumo da lisdexanfetamina

Mecanismos de ação	▸ Reduz a fome ▸ Reduz a compulsividade ▸ Acelera o metabolismo
Quem se beneficia	▸ Transtorno de Compulsão Alimentar Periódica
Efeitos colaterais	▸ Insônia ▸ Irritabilidade, nervosismo ▸ Agressividade ▸ Psicoses ▸ Aumento da pressão arterial e frequência cardíaca
Contraindicações	▸ Doença psiquiátrica ▸ Doenças do coração ▸ Hipertensão descontrolada ▸ Antecedente de dependência química ▸ Gestantes e lactantes

A lisdexanfetamina tem o potencial de causar dependência, e por isso deve ser avaliada caso a caso, evitando sua prescrição para pacientes com tendência a abuso de substâncias.

Bupropiona (com ou sem naltrexona): a bupropiona é um medicamento antidepressivo, também utilizado para ajudar na cessação do tabagismo, que atua aumentando no sangue os níveis de noradrenalina, dopamina e um pouco de serotonina. Como resultado deste aumento de neurotransmissores, acaba ajudando a reduzir um pouco a fome, a ansiedade pela comida, e acelerar um pouco o metabolismo. Quando associada ao naltrexone, que é um medicamento utilizado para tratamento de alcoolismo, percebeu-se que o efeito perdedor de peso da bupropiona ficava ainda maior, e a razão para isto é que o naltrexone bloqueia a ação de uma substância, chamada betaendorfina, que atrapalha a bupropiona de funcionar plenamente. Sendo assim, a bupropiona pode ser usada, também de maneira *off label,* para tratamento de sobrepeso e obesidade, associada ou não ao naltrexone (Tabela 8.7).

E QUANDO A RECEITA ESTÁ PERFEITA, MAS VOCÊ NÃO CONSEGUE SEGUIR?

Tabela 8.7. Resumo da bupropiona/naltrexona

Mecanismos de ação	▶ Reduz a fome ▶ Reduz a ansiedade ▶ Acelera o metabolismo
Quem se beneficia	▶ Comer emocional ▶ Tabagistas com excesso de peso ▶ Padrão hiperfágico ▶ Com naltrexona: ▶ Desejo de parar de beber e perder peso
Efeitos colaterais	▶ Bupropiona: tremores, sudorese, insônia, prisão de ventre, boca seca, taquicardia, tonturas, dor de cabeça ▶ Naltrexona: náuseas, vômitos, dor abdominal
Contraindicações	▶ Epilepsia ▶ Bulimia ▶ Uso de medicamentos opioides ▶ Gestantes e lactantes

Fluoxetina e Sertralina: estas são duas medicações antidepressivas que atuam aumentando no sangue os níveis de serotonina. A serotonina, por causar uma sensação de prazer, tranquilidade, satisfação e alegria, muitas vezes ajuda indiretamente no nosso comportamento alimentar, por nos auxiliar a controlar melhor nosso estresse e nossas emoções, com isso nos levando a descontar menos na comida. Por isso, também podem ser utilizadas de maneira *off label* para ajudar no controle de ansiedade pela comida, compulsão alimentar, comer emocional (Tabela 8.8).

Tabela 8.8. Resumo da fluoxetina e sertralina

Mecanismos de ação	▶ Reduz o comer emocional ▶ Controla depressão e ansiedade

Quem se beneficia	▸ Comer emocional ▸ Padrão Beliscador ▸ Piora do padrão alimentar na TPM ▸ Comedores de doces
Efeitos colaterais	▸ Queda de libido ▸ Tontura ▸ Insônia ou sonolência ▸ Boca seca ▸ Dor de cabeça
Contraindicações	▸ Alérgicos ao princípio ativo ▸ Usuários de inibidores da enzima monoamina oxidaase

Glicosúricos (dapagliflozina, empagliflozina, canagliflozina): estes são medicamentos aprovados em bula para o tratamento de diabetes, e também utilizados para tratamento de sobrepeso e obesidade de maneira *off label*. Como atuam? Causam eliminação de açúcar pelos nossos rins, eliminando cerca de 60-75 gramas de glicose (240-300 calorias) por dia pela urina. Desta forma, apesar de não atuarem inibindo apetite nem acelerando o metabolismo, ajudam a negativar um pouco o saldo calórico diário. Contudo, o potencial de perda de peso dos glicosúricos é limitado, sendo por volta de 2 a 4 kg, estudos em longo prazo referem uma compensação alimentar das calorias perdidas com redução da perda de peso (Tabela 8.9).

Tabela 8.9. Resumo da dapagliflozina, empagliflozina e canagliflozina

Mecanismo de ação	▸ Eliminam açúcar pela urina
Quem se beneficia	▸ Pessoas com diabetes e excesso de peso

E QUANDO A RECEITA ESTÁ PERFEITA, MAS VOCÊ NÃO CONSEGUE SEGUIR?

Efeitos colaterais	▸ Infecção urinária ▸ Candidíase vaginal ▸ Discreto efeito diurético ▸ Mais sede, desidratação ▸ Queda de pressão arterial
Contraindicações	▸ Histórico de infecção urinária de repetição ▸ Candidíase vaginal de repetição ▸ Gestantes e lactantes

POR QUANTO TEMPO DEVO USAR ESTES REMÉDIOS?

A obesidade é uma doença crônica, assim como a hipertensão, o diabetes e o hipotireoidismo. Isso significa que o tratamento também deve ser crônico, assim como nestas outras doenças. E o tratamento da obesidade envolve três principais pilares: a dieta, os exercícios e os medicamentos. Nem todos os pacientes vão precisar de medicamentos para o controle do seu peso. Mas, como conversamos no início do capítulo, há pacientes que não conseguem alcançar ou manter um bom controle de peso apenas com a prescrição de dieta e exercícios. Portanto, são exatamente estes pacientes que devem iniciar o uso de medicamentos para ajudar na perda de peso, e manter o uso destes medicamentos em longo prazo. Assim como no caso de hipertensão e diabetes, também há pacientes que vão precisar de usar medicamentos durante toda a vida para um bom controle das suas taxas, e isto não quer dizer que sejam mais ou menos disciplinados, ou que sejam pessoas melhores ou piores. Simplesmente quer dizer que possuem doenças que precisam de ajuda externa para controlar. E não há mal nenhum nisso.

Há casos de pacientes que, apesar de precisarem de ajuda inicial com uso de medicamentos para perda de peso, conseguem posteriormente, depois de aprimorar muito bem seu estilo de vida (alimentação, atividades físicas, sono, controle de ansiedade e estresse), reduzir aos poucos e até eliminar o uso dos medicamentos, mantendo o peso sem a ajuda deles (mas com um rígido controle alimentar e atividade física moderada a intensa, praticamente diária). Estes casos geralmente são pessoas que não têm histórico de luta contra a balança, não têm efeito sanfona prévio, não têm história familiar de obesidade, não chegaram a ter um excesso de peso tão grande e tiveram um motivo bem claro e pontual, já eliminado, para o ganho de peso.

A presença de um histórico familiar de obesidade, de luta frequente contra a balança e de várias tentativas prévias de emagrecimento com recuperação posterior de peso reforça a necessidade de manter a continuidade do tratamento medicamentoso para a obesidade em longo prazo. Afinal, a fase de manutenção do peso perdido é a fase de maior dificuldade do tratamento. Suspender a medicação que te ajuda logo nesta fase é o maior erro que os pacientes podem cometer, e este tipo de comportamento traz uma chance muito grande de levar todo seu tratamento por água abaixo. E aí começa toda a bola de neve de novo: a culpa por ter engordado, a vergonha de voltar ao médico, o medo da balança, a desmotivação em começar tudo de novo, e a tendência enorme a desistir e de voltar tudo à estaca zero.

Por isso, nunca suspenda os medicamentos por conta própria quando você achar que já alcançou seu objetivo: o tratamento para perda de peso não tem fim, é uma corrida sem uma linha de chegada. Você precisa continuar se cuidando ativamente mesmo na fase de manutenção! Afinal de contas, o que vai determinar se você vai ou não conseguir manter o peso perdido é o que você faz diariamente e vai continuar fazendo após ter perdido o peso, e não o que você fez para chegar até aqui. Este é o grande segredo para você nunca mais voltar a engordar de novo!

Para finalizar o capítulo, que tal fazermos uma reflexão? Por que será que há tanto estigma, preconceito, medo e discriminação com

E QUANDO A RECEITA ESTÁ PERFEITA, MAS VOCÊ NÃO CONSEGUE SEGUIR?

relação ao tratamento medicamentoso de uma doença tão séria, tão grave e tão comum?

- ▶ Pelo desconhecimento da população de que obesidade é uma doença, e não uma escolha ou um estilo de vida?

- ▶ Pela ignorância de que a obesidade abrevia a vida, leva a várias outras doenças e piora muito a qualidade de vida das pessoas?

- ▶ Pelas experiências prévias com medicamentos derivados de anfetaminas (atualmente não disponíveis no Brasil), que eram utilizados muitas vezes por conta própria, com doses erradas, por pessoas que tinham contraindicações, mas mesmo assim usavam, e que acabavam tendo complicações graves por causa desse mau uso dos remédios?

- ▶ Pela má fama de médicos que prescrevem "fórmulas mágicas" para emagrecer, com inúmeros componentes, uma mistura de diuréticos, laxantes, fibras, calmantes, dopantes, ervas muitas vezes sem estudo nenhum de eficácia ou segurança, hormônios de tireoide para quem não tem hipotireoidismo, esteroides anabolizantes para ajudar a "secar a gordura e definir o músculo", hormônios de grávidas, hormônio do crescimento, hormônios adrenais, e por aí vai, uma mistura incessante e sem fim de substâncias muitas vezes perigosas, algumas delas sem eficácia nenhuma, e a maioria sem aprovação para este tipo de tratamento?

Infelizmente, há muito profissional de saúde prescrevendo coisas que não possuem estudo científico de eficácia ou segurança para perda de peso. E, se depender da mídia, todo dia sai uma "erva nova" ou uma coisa natural nova e milagrosa para a perda de peso no mercado. Infelizmente, no que se refere à perda de peso, milagres não existem.

CONSTRUINDO CAMINHOS PARA O EMAGRECIMENTO SAUDÁVEL

O seu tratamento precisa ser ético, correto e embasado cientificamente. Somente assim as pessoas passarão a ver o tratamento da obesidade com mais seriedade e respeito, e deixarão de fazer este desserviço à sociedade, que infelizmente vemos todos os dias, de mandar os pacientes com obesidade suspenderem seus medicamentos, fazendo com que eles infelizmente voltem mais uma vez para a estaca zero.

Leitura sugerida

1. Halpern A, Cercato C, Sales P. O essencial em endocrinologia. São Paulo: Roca; 2016.
2. Associação Brasileira para o Estudo da Obesidade e da Síndrome Metabólica. Diretrizes Brasileiras de Obesidade 2016. 4ª ed. São Paulo: Abeso; 2016.
3. Mancini MC. Tratado de Obesidade. 2ª ed. Rio de Janeiro: Guanabara Koogan, Grupo Gen; 2015.
4. Radominski RB, Benchimol AK, Halpern A, et al.; AMB. Obesidade e Sobrepeso: tratamento farmacológico. Projeto Diretrizes. Associação Médica Brasileira e Conselho Federal de Medicina; 2010.
5. James WP, Caterson ID, Coutinho W, Finer N, Van Gaal LF, Maggioni AP, et al. Effect of sibutramine on cardiovascular outcomes in overweight and obese subjects. NEJM. 2010;363 (10):905-17.

→ O desafio

Tente incluir nas suas refeições, sempre, mais 1 ingrediente *in natura*, seja um legume, uma verdura, uma castanha, uma semente, uma fruta. Por exemplo: Cenoura ralada no arroz integral, tomate picado na omelete, lascas de amêndoas na salada, banana no iogurte, chia na tapioca etc.

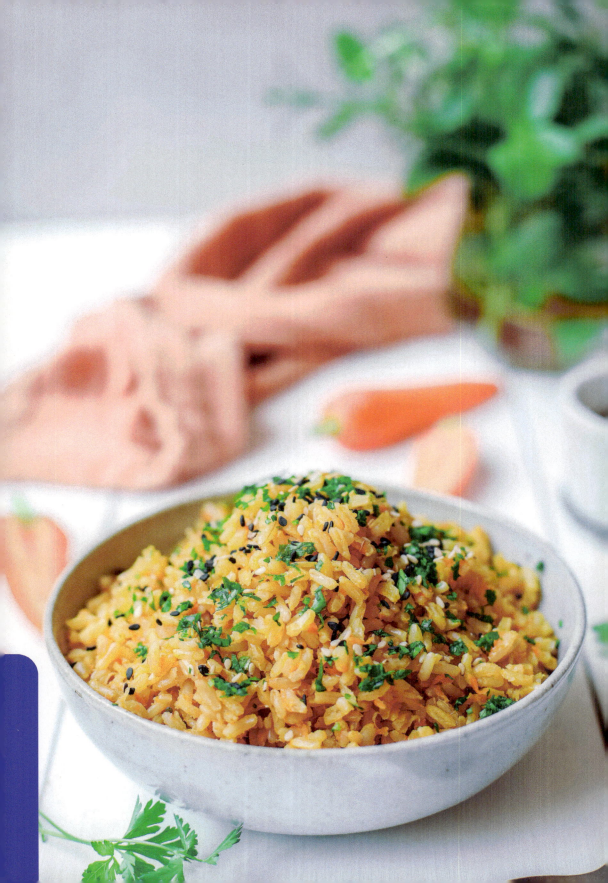

→ *A receita*

Adriana Katekawa | Juliana Watanabe | Tutu Galvão Bueno

Arroz integral com cenoura ralada e mix de gergelim

Rendimento: 4 porções

Ingredientes:

- 1 xícara (chá) de arroz integral
- 1 cenoura pequena ralada finamente
- 2 ½ xícaras (chá) de água quente
- ½ cebola média ralada
- 1 colher (sopa) de óleo vegetal
- Sal a gosto
- 2 colheres (sopa) de gergelim preto e gergelim branco
- 2 colheres (sopa) de salsinha picada

Modo de preparo: Em uma panela média, aqueça o óleo, adicione a cebola e a cenoura, em fogo médio até murcharem. Adicione a água, o arroz e o sal. Tampe a panela e deixe em fogo baixo, cozinhando, de 40 minutos a 1 hora, dependendo do tipo do arroz. Finalize com o mix de gergelim e salsinha picada.

► **Dica Culinária:** Você pode cozinhar o arroz integral em grandes quantidades (*batch cooking*) e congelar o excedente em recipientes de vidro ou sacos para alimentos, lembrando de retirar bem o ar e consumir em até 90 dias.

► **Informação nutricional relevante:** as sementes de gergelim são fontes de gorduras boas (ômega-6 e ômega-9), cálcio, vitaminas A, E e do complexo B. Além de apresentarem grandes quantidades de fibras alimentares, presentes especialmente na casca, que podem prolongar a sensação de saciedade após as refeições, favorecer a redução da fome entre as refeições e, consequentemente, contribuir para uma menor ingestão alimentar.

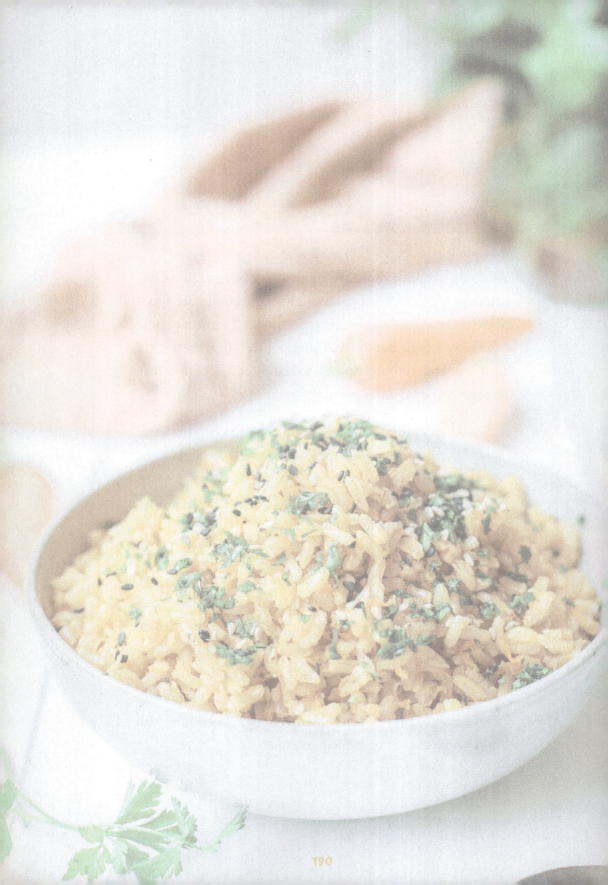

9
PENEIRANDO A CIRURGIA BARIÁTRICA

Ana Elisa Evangelista Alcântara
Larissa Pereira Marcon

INTRODUÇÃO

A cirurgia bariátrica trata-se de um procedimento que tem como finalidade reduzir o tamanho do estômago (restrição mecânica) e/ou alterar o funcionamento do intestino (restrição funcional) para perda de peso nos indivíduos com obesidade.

Muito se sabe que a obesidade tem relação com surgimento de diversas outras doenças e que isso traz uma redução da expectativa de vida do indivíduo. Uma pessoa, por exemplo, com índice de massa corpórea (IMC) de 45 kg/m^2, tem risco de morrer por doença cardiovascular aumentado em até 190%.

A cirurgia bariátrica aparece como um recurso importante para casos graves de obesidade, com falha documentada do tratamento clínico, visando aumentar tempo de vida do indivíduo e trazer mais saúde como um todo.

As técnicas cirúrgicas ao longo do tempo foram aperfeiçoadas a ponto de hoje serem consideradas seguras e terem resultados eficazes e duradouros. Isso não significa que estejam livres de inconvenientes e riscos. As indicações cirúrgicas devem ser analisadas de forma cuidadosa, levando em consideração prós e contras de cada indivíduo. Um seguimento em longo prazo com equipe multidisciplinar (envolvendo médicos, nutricionistas, psicólogos, educador físico) é fundamental nessa caminhada conjunta e ao lado do paciente, para que o sucesso seja perene e com menos adversidades.

POR QUE OPERAR É NECESSÁRIO?

Até hoje existe um preconceito muito grande com o tratamento da obesidade, incluindo o tratamento cirúrgico. A cirurgia bariátrica é vista muitas vezes como um último recurso, como se fosse uma ferramenta que deve ser utilizada quando já se esgotaram todas as outras alternativas. E alguns pacientes, quando encaminhados para essa modalidade de tratamento, sentem-se fracassados. Será que é assim mesmo?

Nas últimas décadas, o número de pessoas com obesidade moderada (IMC $\geq$ 35 kg/m^2) e grave (IMC $\geq$ 40 kg/m^2) vem crescendo exponencialmente, ou seja, cada vez mais temos pessoas com muito excesso de peso, o que torna um desafio do ponto de vista médico por buscas de estratégias eficazes e seguras para todos.

Um panorama geral em relação aos resultados terapêuticos que temos hoje:

> ▶ O tratamento tradicional com mudança de estilo de vida exclusivamente (dieta + atividade física) tem uma resposta média de perda de peso de apenas 3 kg. Em geral, 10% dos pacientes com obesidade respondem bem a esse tratamento tradicional e conseguem perder pelo menos 10% do seu peso original.

- A associação de medicamentos para perda de peso aumenta a chance de sucesso. A mais nova medicação aprovada para tratamento da obesidade nos EUA (semaglutida 2,4 mg/semana) promove em média uma perda de 15% do peso corporal e até 1/3 das pessoas consegue perder 20% do seu peso. Parece ser um resultado muito bom e um avanço no tratamento da obesidade, mas as pessoas com obesidade grave ainda terão bastante excesso de peso só com essas medidas.

- Já os estudos com os pacientes que realizaram cirurgia bariátrica mostram que a perda de peso pode chegar até 25% do peso inicial.

Muitas pessoas também têm receio de realizar a cirurgia bariátrica por acreditarem que precisam de mais força de vontade para tratar a obesidade e por ser um problema emocional/psicológico. "Pra que operar o estômago se eu não vou operar a cabeça?" Hoje em dia já se sabe que a cirurgia bariátrica tem sim influência no comportamento alimentar, e parece que ela também age no sistema nervoso. Isso porque vários hormônios são alterados quando se realiza a cirurgia, incluindo o GLP-1 e o peptídeo YY. Esses são dois hormônios produzidos no intestino e que têm seus níveis aumentados após a cirurgia. Tanto o GLP-1 quanto o peptídeo YY agem no sistema nervoso controlando a fome e aumentando a saciedade. Ou seja, a cirurgia bariátrica também tem efeitos "na cabeça".

Além disso, conforme já explicado em outros capítulos, toda vez que perdemos peso, o nosso organismo se adapta e faz de tudo para recuperar aquele peso perdido. Calcula-se que nossa taxa metabólica basal cai em 30 kcal/kg de peso perdido. Alguns estudos têm mostrado que essa queda na taxa metabólica basal se normaliza após 1 ano de cirurgia bariátrica, mostrando que seria mais fácil manter o peso após o tratamento cirúrgico.

Dessa forma, a cirurgia bariátrica deve ser vista como o tratamento mais efetivo da obesidade, e não como o último recurso!

SELEÇÃO DO PACIENTE CANDIDATO À CIRURGIA BARIÁTRICA: A ETAPA MAIS IMPORTANTE

A cirurgia bariátrica é para quem pode e não necessariamente para quem quer. Atualmente, essa cirurgia é realizada entre 18 e 65 anos e indicada quando há falha do tratamento clínico (mudança do estilo de vida associada a medicamentos) por pelo menos 2 anos e:

- IMC ≥ 40 kg/m²;

ou

- IMC ≥ 35 kg/m² na presença de alguma condição que seja causada ou agravada pela obesidade e que melhore com a perda de peso. Dentre essas condições clínicas, temos: diabetes, pressão alta, apneia do sono, colesterol alto, doença coronariana (angina, infarto), insuficiência cardíaca, derrame (acidente vascular encefálico), arritmias, asma grave, hérnias discais, refluxo gástrico, cálculo de vesícula, pancreatite, gordura no fígado, depressão, infertilidade, incontinência urinária, hemorroidas.

Pessoas que apresentam IMC ≥ 50 kg/m² podem realizar a cirurgia mesmo sem ter feito o tratamento clínico prévio em função da gravidade do quadro. Adolescentes acima de 16 anos também podem realizar a cirurgia dependendo do caso, desde que tenham o consentimento dos responsáveis e não estejam mais em crescimento. Em idosos acima de 65 anos, alguns centros especializados também realizam a cirurgia desde que o risco cirúrgico não seja muito elevado.

Além de avaliar a indicação para cirurgia, é necessário checar se não há nenhum fator que contraindique a realização do procedimento, que inclui:

- Falta de tratamento clínico prévio;
- Existência de doenças psiquiátricas ativas não estabilizadas;
- Dependência atual de álcool e/ou drogas;
- Doenças que ameaçam a vida em curto prazo;
- Pacientes incapazes de se cuidar, sem família ou suporte social;
- Gravidez e lactação em andamento;
- Alguma doença endocrinológica causadora da obesidade.

TÉCNICAS CIRÚRGICAS MAIS UTILIZADAS

Existem diversas técnicas cirúrgicas utilizadas na cirurgia bariátrica. Algumas limitam a quantidade de alimentos que a pessoa consegue ingerir (cirurgias restritivas), enquanto outras diminuem a quantidade de alimentos e nutrientes que serão absorvidos pelo organismo (cirurgias disabsortivas). Existem aquelas que misturam tanto componentes restritivos quanto componentes disabsortivos (cirurgias mistas). As cirurgias exclusivamente disabsortivas já foram muito utilizadas no passado, porém atualmente estão em desuso pelo risco elevado de complicações, principalmente deficiências vitamínicas graves e desnutrição.

Essas cirurgias podem ser realizadas tanto de forma convencional (aberta, utilizando grandes cortes no abdome), quanto de forma laparoscópica (quando o cirurgião faz pequenos cortes e insere uma câmera para visualizar as estruturas). Atualmente, tem-se estudado também a realização de alguns procedimentos por via endoscópica (sem cortes, utilizando o mesmo aparelho de exame da endoscopia). A laparoscopia é escolhida para a maioria dos casos, por permitir uma recuperação mais fácil do paciente e ter menor risco.

No Brasil, as duas técnicas cirúrgicas mais comumente realizadas são a gastrectomia vertical e o *bypass* gástrico em Y de Roux (Figura 9.1).

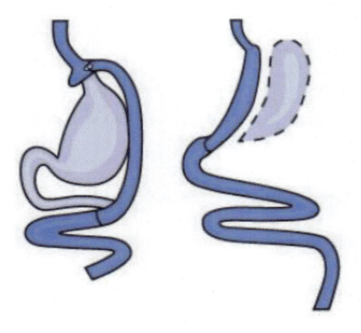

Figura 9.1. *Bypass* e gastrectomia vertical.

A gastrectomia vertical é uma cirurgia considerada restritiva, ou seja, é um procedimento que diminui a quantidade de alimento que o estômago consegue receber. Nessa cirurgia, cerca de 70-80% do fundo e corpo do estômago são retirados, justamente a área que produz a grelina, um hormônio relacionado ao aumento da fome. O trajeto do intestino delgado é mantido, o que preserva a absorção da maior parte das vitaminas e minerais.

Já o *bypass* gástrico em Y de Roux é considerado uma cirurgia mista, pois combina tanto um componente restritivo (menor quantidade de alimento no estômago), quanto uma parte disabsortiva (o trajeto dos alimentos no intestino delgado é alterado, dificultando a absorção dos nutrientes). Nessa cirurgia, é feita uma pequena bolsa com o estômago que é conectada em uma porção mais distal do intestino, deixando uma parte do trato gastrointestinal sem receber comida e enzimas necessárias para a digestão. Os alimentos chegam, então, diretamente em uma parte do intestino onde ocorre maior liberação do GLP-1. Esse GLP-1 é um importante hormônio que participa tanto da regulação da saciedade, quanto estimula a ação da insulina. Por esse motivo, o *bypass* em Y de Roux é mais eficaz para tratar os casos de paciente com obesidade e diabetes associado.

O QUE ESPERAR DE RESULTADO?

Conforme explicado anteriormente, a cirurgia bariátrica é a forma de tratamento mais eficaz para a obesidade. Assim como ocorre no tratamento clínico, inicialmente há uma perda mais rápida de peso (fase ativa de perda de peso), que dura aproximadamente 12-18 meses após a cirurgia. Nessa fase, espera-se uma perda de 4-7 kg/mês. Depois desse período atinge-se um platô de perda de peso, quando não há nem perda nem ganho. Posteriormente, é comum o reganho de alguns quilos (a pessoa dificilmente mantém o peso mínimo final atingido), que pode chegar a até 10% do peso.

A taxa de perda de peso total com a gastrectomia vertical em 1 ano é de aproximadamente 25,2%, enquanto para o *bypass* gástrico em Y de Roux, 31,2%. Em 5 anos essa taxa se altera para 18,8% e 25,5%, respectivamente.

Além da perda de peso, a cirurgia bariátrica traz outros benefícios. Um dos mais importantes é o controle do diabetes. Isso está relacionado às alterações hormonais induzidas pela cirurgia, principalmente pelo aumento de incretinas (GLP-1 e GIP), que são hormônios que aumentam a produção de insulina. Por causa dessas alterações, a cirurgia bariátrica também é conhecida como cirurgia metabólica e hoje já é indicada para casos leves de obesidade (IMC 30-35 kg/m^2) que também apresentem diabetes associado.

Com 2 anos de cirurgia, a taxa de remissão do diabetes é de 70%. Quanto menos tempo de diabetes e menos grave a doença, maior a chance de remissão com a cirurgia. Outro dado é o baixo índice de incidência da doença após 10 anos de operado em quem não tinha alterações de glicemia previamente, que chega a 5% (quem não operou tem um risco de 25% de desenvolver diabetes nesses mesmos 10 anos).

Várias outras doenças que têm relação com a obesidade também melhoram com o tratamento cirúrgico, incluindo o melhor controle da pressão arterial, a redução de doenças do coração, de câncer em mulheres (principalmente mama e endométrio), de infertilidade, de gordura no fígado, de apneia do sono, além de aumento nos níveis de testosterona nos homens.

Outro ponto positivo a favor da cirurgia é a redução do número de mortes. A redução da mortalidade por doenças do coração pode chegar a 53% com a cirurgia bariátrica.

MAS E O QUE PODE DAR ERRADO?

Sim, a cirurgia bariátrica não é um procedimento livre de riscos, por esse motivo é importantíssima a indicação correta de quem vai ser submetido ao tratamento e um bom preparo pré-operatório.

Nos dias atuais, a taxa de mortalidade com cirurgiões especializados é muito baixa, variando de 0,2 a 0,5%. Depois de 1 ano, entretanto, o risco de morrer por causa da cirurgia bariátrica e suas complicações é igual ao risco de morrer em quem não foi submetido à cirurgia.

Nos primeiros 30 dias existem alguns riscos decorrentes da operação, incluindo sangramento, formação de fístulas e trombose. O risco de complicação é maior no *bypass* gástrico (5%) do que na gastrectomia vertical (2,6%). Ou seja, o *bypass* tem um resultado um pouco melhor na perda de peso e no controle do diabetes, porém também tem uma taxa de complicações um pouco maior.

Após esse período inicial, outras complicações podem surgir, como hérnias, úlceras, engasgos, entalos, anemia e deficiências vitamínicas. Essas deficiências de vitaminas são mais graves e mais frequentes no *bypass*, mas também ocorrem na gastrectomia vertical. Por conta da perda de vitaminas, também há risco de enfraquecimento dos ossos (osteoporose), com maior chance de fraturas. Para evitar que haja todas essas complicações, o acompanhamento pós-operatório de longo prazo é essencial.

No caso da gastrectomia vertical, uma complicação que pode ocorrer é o surgimento ou piora do refluxo (azia), portanto essa técnica não é a melhor opção para pessoas que já têm refluxo antes da operação. Em alguns casos mais graves, a gastrectomia vertical pode até ser reoperada e convertida em *bypass* gástrico por conta desse refluxo.

Você já ouviu falar de *dumping*? É outra complicação que pode ocorrer, principalmente com o*bypass* gástrico. Uns 15 minutos após comer carboidratos com alto índice glicêmico (ricos em açúcar), a pessoa passa muito mal, sentindo suor intenso, batedeira no coração, pressão baixa, diarreia, náuseas. É uma sensação bem desagradável! Isso ocorre porque chega uma grande quantidade de açúcar no intestino, o que acaba atraindo um grande volume de água (que estava dentro dos vasos) para a região. A melhor maneira de lidar com o *dumping* é fazer ajustes dietéticos, evitando comidas ricas em açúcar e ingerindo mais proteínas e fibras, além de fracionar as refeições.

A cirurgia bariátrica também altera a absorção de álcool. Quando um indivíduo operado ingere bebida alcoólica, os níveis de álcool no sangue sobem rapidamente e permanecem mais altos do que nas pessoas não operadas. Isso favorece o uso excessivo e abuso de álcool. Por esse motivo, o uso abusivo do álcool entra como uma contraindicação à realização da cirurgia bariátrica. Também há descrição de maior risco de suicídio em alguns pacientes, não se sabe exatamente o porquê.

Você leu sobre essas complicações e ficou com medo de operar? Não precisa se desesperar! Apesar da possibilidade de alguns problemas com a cirurgia bariátrica, isso ocorre com pouca frequência e, na maioria dos pacientes, os benefícios da perda de peso são maiores que os riscos dessas complicações. O mais importante é ter uma boa equipe te acompanhando, que faça uma avaliação pré-operatória cuidadosa e escolha a melhor técnica cirúrgica para o seu caso.

O QUE PRECISO SABER E FAZER NO PRÉ-OPERATÓRIO?

A avaliação no pré-operatório é uma etapa essencial para o sucesso da sua cirurgia bariátrica, mas dá trabalho, exige tempo e paciência. Nessa etapa, além do cirurgião, haverá uma avaliação por uma equipe multiprofissional, incluindo:

> **Endocrinologista:** é o principal responsável pelo tratamento médico e acompanhamento da obesidade e de suas repercussões. Ele trata e compensa as comorbidades associadas à obesidade, trata possíveis deficiências nutricionais prévias (juntamente com o nutricionista), avalia como foi o tratamento clínico da obesidade até então, auxilia na perda de peso pré-operatória e também

investiga se há alguma causa hormonal secundária para o ganho de peso. O ideal seria que todo paciente com obesidade, independentemente do tipo de tratamento escolhido, já viesse em acompanhamento regular com um endocrinologista.

▶ **Cardiologista:** importante para avaliar o risco cirúrgico e dizer se o procedimento é ou não seguro.

▶ **Psicólogo/psiquiatra:** avalia se o paciente tem alguma doença psiquiátrica descompensada que contraindique a cirurgia naquele momento, incluindo abuso de álcool e drogas; se o paciente é capaz de aderir ao tratamento e realizar as mudanças de estilo de vida necessárias; se há motivação; se há consciência dos riscos; trabalha as expectativas com o tratamento.

▶ **Nutricionista:** avalia o *status* nutricional antes da cirurgia, assim como a presença de alguma deficiência de vitaminas e minerais. Inicia também as mudanças dietéticas necessárias e avalia se o paciente consegue seguir essas orientações.

Dentre os exames, são realizados: exames laboratoriais (hemograma, glicose, colesterol, função hepática e renal), incluindo avaliação de vitaminas (vitamina D, vitamina B_{12}, perfil de ferro e, ocasionalmente, vitamina A, vitamina E, zinco); eletrocardiograma, ecocardiograma; endoscopia com pesquisa de *Helicobacter pylori*; ultrassonografia de abdome. Espirometria, polissonografia, densitometria óssea e Doppler de membros inferiores também são solicitados, dependendo do indivíduo.

As mulheres que utilizam anticoncepcionais ou fazem terapia de reposição hormonal devem suspender seus medicamentos 1 mês antes da cirurgia. Também é recomendado que os fumantes interrompam o tabagismo pelo menos 6 semanas antes para evitar complicações.

Um ponto que incomoda alguns candidatos à cirurgia é a orientação de perder peso antes da bariátrica, afinal, muitos são encaminhados ao tratamento cirúrgico justamente porque não conseguem perder peso. Então por que essa recomendação? Geralmente, os cirurgiões recomendam a perda de 5-10% do peso antes da cirurgia. Com essa perda, o fígado diminui de tamanho e isso facilita a operação. Além disso, o menor peso permite o melhor controle das doenças associadas à obesidade, o que diminui o risco cirúrgico. Por esse motivo, o acompanhamento com a equipe multiprofissional no pré-operatório é muito importante. Alguns centros também orientam a realização de dieta líquida 7-10 dias antes da cirurgia.

O QUE PRECISO SABER E FAZER NO PÓS-OPERATÓRIO?

Logo após a cirurgia, a pessoa fica um tempo sem se alimentar, mas não se preocupe, porque não se sente fome nessa fase. As refeições são reintroduzidas aos poucos, inicialmente apenas na forma de líquidos claros. Com a recuperação, mais alimentos são acrescentados, a dieta passa a ser pastosa. A alimentação normal, com alimentos sólidos, só vai ser liberada com 4-6 semanas de pós-operatório. Nessa fase, deve ser feito um acompanhamento bem regular com a nutricionista, que vai orientar a progressão da dieta. Em longo prazo, será mantida uma dieta com aproximadamente 1.000-1.200 kcal/dia e 1,2 g/kg/dia de proteína. É importante que a pessoa coma devagar e mastigue bem os alimentos para evitar engasgos e entalos.

Outra parte importante do pós-operatório e que persiste para o resto da vida é a reposição de vitaminas. Muitas pessoas acreditam que vão fazer a cirurgia bariátrica e ficar livres de tomar medicamentos, mas isso não é verdade. O fato é que as medicações para diabetes, pressão alta, colesterol, muitas vezes podem realmente ser suspensas, mas, no lugar delas, vai entrar a reposição de vitaminas. O *bypass* gástrico, por ser uma cirurgia mista, tem maior risco de deficiências de vitaminas que a gastrectomia vertical, mas os dois tipos exigem a reposição de vitaminas e minerais. A recomendação básica de reposição de vitaminas inclui:

- Polivitamínico (deve conter, dentre outros, vitamina A, vitamina E, vitamina K, cobre e zinco);
- Vitamina D;
- Cálcio;
- Ferro;
- Vitamina B_{12}.

No primeiro ano, a pesquisa da deficiência dessas vitaminas é feita com 1, 3, 6 e 12 meses. A partir daí pode ser feita anualmente, desde que esteja tudo bem. Ou seja, o acompanhamento regular em longo prazo de toda pessoa que realizou cirurgia bariátrica é para o resto da vida, mesmo que a pessoa esteja com o peso controlado.

Nessa fase do pós-operatório, é importante também que as mulheres tomem cuidado para não engravidar. Com a perda de peso, a fertilidade volta ao normal, porém não é recomendado que a mulher engravide 12-24 meses após a cirurgia. Isso porque além da perda ativa de peso nesses meses, também há um risco grande de deficiências nutricionais, o que aumenta o risco de complicações para a mãe e para o bebê. O ideal, então, é que a mulher utilize um método anticoncepcional efetivo. As pílulas hormonais não têm garantia de efeito, porque a absorção após a cirurgia pode estar comprometida. O dispositivo intrauterino (DIU) ou os anticoncepcionais injetáveis são mais indicados.

Também é importante que a pessoa reinicie ou comece um programa de atividade física, pois isso auxilia no emagrecimento e na manutenção dos músculos. O mínimo recomendado são 150 minutos de atividade por semana, incluindo 2 dias de atividades com peso (musculação). Quanto mais ativa a pessoa for, maior a chance de manter o peso perdido e ter sucesso no tratamento.

E SE A CIRURGIA NÃO DER CERTO?

A cirurgia bariátrica é muito efetiva, mas pode ocorrer um reganho de peso ao longo do tempo. Estima-se que 54% das pessoas recuperem até 20% do peso perdido ao longo dos anos e 26% recuperam até 40% do peso. Somente 1% dos indivíduos recuperam todo o peso perdido após a cirurgia.

O risco de recuperar o peso é maior na gastrectomia vertical, variando de 5,7% em 2 anos a 75,6% em 6 anos. Já com o *bypass* gástrico, esse risco fica ao redor de 8-10%.

E quais são os fatores que favorecem esse reganho? O principal deles é a falta de acompanhamento profissional no pós-operatório. Além dele, temos a má adesão ao tratamento nutricional (principalmente a manutenção de um padrão alimentar beliscador), sedentarismo, presença de distúrbios psiquiátricos, uso abusivo de álcool e uso de medicações que favorecem o ganho de peso.

Caso você venha enfrentando um reganho de peso após a cirurgia, não se desespere! O mais importante é procurar ajuda rapidamente para descobrir o que está causando isso. Lembre-se de que você tem em mãos uma ferramenta extremamente eficaz para a perda de peso, então vamos rever como está a dieta e a atividade física. Conforme explicado aqui e em outros capítulos, permanecer ativo é o principal fator de manutenção de peso perdido. Então, que tal intensificar ou recomeçar o seu programa de exercício físico? Além disso, ainda existem as medicações que podem auxiliar no tratamento da obesidade. Por que não discutir isso com seu endocrinologista? Aproveite e reveja todas as técnicas ensinadas neste livro para lidar com as situações difíceis, para aumentar a motivação, para controle de impulsos... Não desista! Você está indo bem!

CONCLUSÃO

A cirurgia bariátrica é uma técnica extremamente eficaz para o tratamento da obesidade, mas que, assim como os outros tratamentos, também sofre preconceitos. Quando bem indicada, promove grandes perdas de peso, redução de doenças associadas à obesidade e mortalidade, aumento da qualidade de vida. Como qualquer outro procedimento médico, também inclui riscos, os quais podem ser minimizados na escolha correta da técnica cirúrgica e no preparo adequado da pessoa que irá realizar a cirurgia. Na maioria dos casos, os benefícios superam os riscos. Assim como toda pessoa que tem obesidade merece um tratamento crônico em longo prazo, quem faz a cirurgia bariátrica deve manter um acompanhamento regular para o resto da vida, com o objetivo de minimizar as complicações e aumentar as chances de manter o peso perdido.

Leitura sugerida

1. Halpern A, Cercato C, Sales P. O essencial em endocrinologia. São Paulo: Roca; 2016.

2. Associação Brasileira para o Estudo da Obesidade e da Síndro- Metabólica. Diretrizes Brasileiras de Obesidade 2016. 4ª ed. São Paulo: Abeso; 2016.

CONSTRUINDO CAMINHOS PARA O EMAGRECIMENTO SAUDÁVEL

3. Mancini MC. Tratado de Obesidade. 2ª ed. Rio de Janeiro: Guanabara Koogan, Grupo Gen; 2015.

4. Mechanick J, Apovian C, Brethauer S, et al. Clinical Practive Guidelines for the Perioperative Nutrition, Metabolic, and Nonsurgical Support of Patients Undergoing Bariatric Procedures-2019 Update: Cosponsored by American Association of Clinical Endocrinologists/American College of Endocrinology, the Obesity Society, American Society for Metabolic & Bariatric Surgery, Obesity Medicine Association, and American Society of Anesthesiologists. Endocr Pract. 2019;25(12):1346-1359. doi: 10.4158/GL-2019-0406. Epub 2019 Nov 4.

→ O desafio

O desafio: pensando na evolução da dieta pós-cirurgia bariátrica, use esse caldo tanto na dieta líquida, quanto em outras receitas, realçando os sabores na dieta pastosa e em outras preparações futuras.

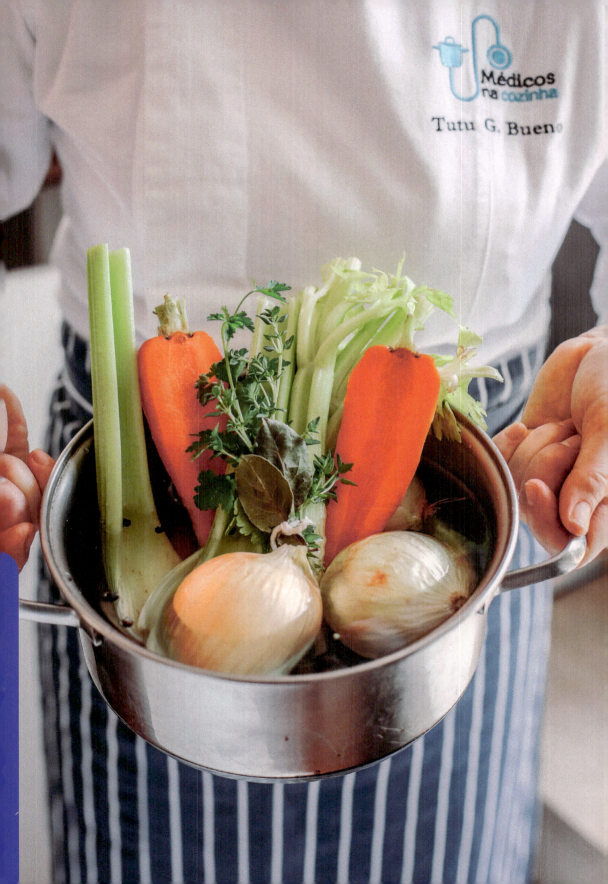

→ *A receita*

ADRIANA KATEKAWA | JULIANA WATANABE | TUTU GALVÃO BUENO

Caldo de Legumes

Rendimento: 2 litros

Ingredientes:

- 2,5 litros de água fria
- 3 a 4 xícaras (chá) de vegetais variados (não deixe faltar salsão, cenoura e cebola)
- 1 ramo de salsinha
- 1 ramo de tomilho
- 1 folha de louro
- 5 grãos de pimenta do reino

Modo de preparo: cozinhe os legumes na água por 20 minutos. Adicione o amarrado de louro, tomilho e salsinha. Cozinhe por mais 20 ou até 40 minutos. Coe e resfrie na geladeira. Divida em porções ou congele para uso diário.

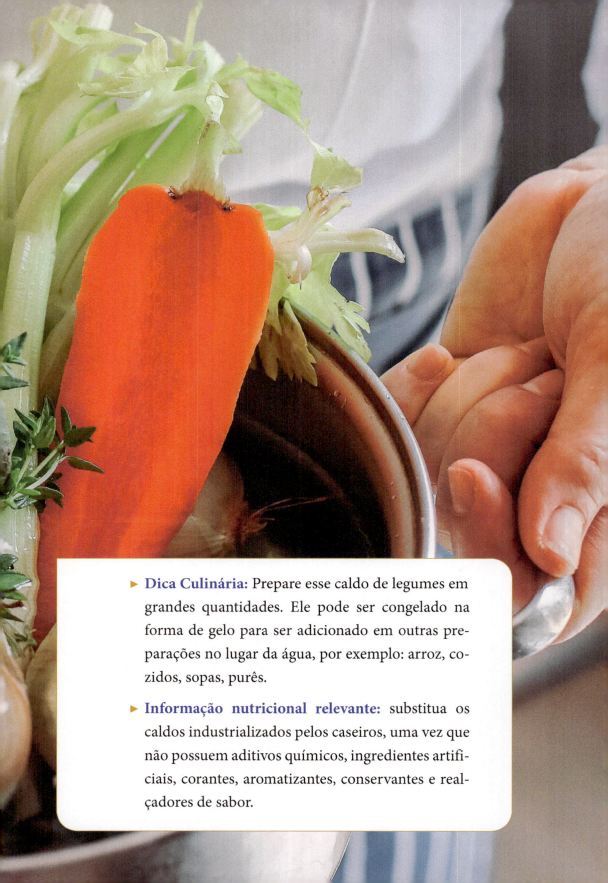

▶ **Dica Culinária:** Prepare esse caldo de legumes em grandes quantidades. Ele pode ser congelado na forma de gelo para ser adicionado em outras preparações no lugar da água, por exemplo: arroz, cozidos, sopas, purês.

▶ **Informação nutricional relevante:** substitua os caldos industrializados pelos caseiros, uma vez que não possuem aditivos químicos, ingredientes artificiais, corantes, aromatizantes, conservantes e realçadores de sabor.

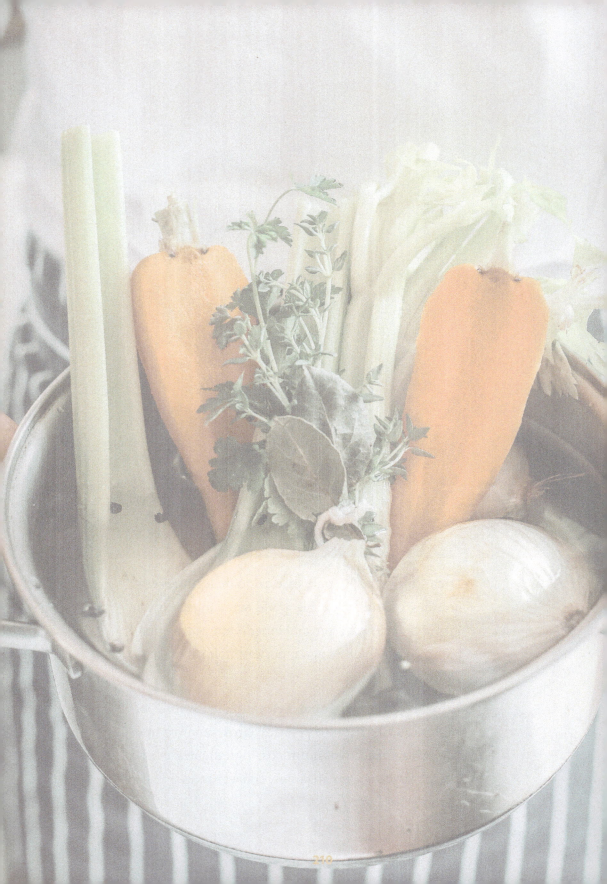

10

EMAGRECI E AGORA? UM BANQUETE DE DICAS PARA MANTER O PESO PERDIDO E DRIBLAR O EFEITO SANFONA

Marilia Cardoso

"O sucesso é manter-se na estrada, querendo sempre alcançar o seu destino, mas sem de fato chegar lá."

Você certamente já tentou perder peso alguma vez na sua vida. Seja começando uma dieta por conta própria, indo a um nutricionista, iniciando algum programa de atividade física e/ou procurando ajuda médica com esse objetivo. Qualquer que tenha sido a estratégia escolhida por você, isso pode ter funcionado. Se o resultado foi positivo, você com certeza se sentiu animado, motivado e feliz com a conquista, mas depois de um tempo percebeu uma tendência a ganhar peso novamente, até que voltou ao peso do início do processo. E agora?

Você se sente triste, desanimado e sem motivação para uma nova tentativa de perda de peso. Se você se identifica com essa situação, temos uma boa notícia: esse capítulo foi feito para você. Ao longo das próximas páginas você vai entender por que isso acontece e quais as estratégias que você pode ter para "driblar" o efeito sanfona (Figura 10.1) e alcançar de uma vez por todas o emagrecimento saudável e sustentável.

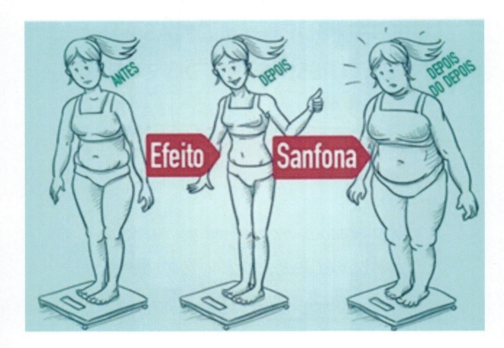

Figura 10.1. Ilustrando o "efeito sanfona".

Vamos começar com alguns dados: uma pessoa, **em média**, tenta perder peso oito vezes, até conseguir perder e manter com sucesso. E por que isso acontece? Porque o corpo humano, ao longo da evolução da espécie, foi programado geneticamente para armazenar energia. Nossos antepassados enfrentavam longas horas de privação e escassez de alimentos, e nessa "luta pela sobrevivência" vencia o mais forte, ou seja, sobrevivia aquele que tinha a genética mais favorável para poupar energia, armazenada pela gordura corporal. Todas as vezes que iniciamos um processo de emagrecimento, a perda progressiva de gordura corporal ativa uma espécie de "estado de alerta" no cérebro: esse mecanismo primitivo, geneticamente programado, é deflagrado instantaneamente, e o cérebro entende a perda de peso como uma ameaça à própria sobrevivência e, instintivamente, começa a dificultar o processo, na tentativa de se proteger.

Mas na prática, como isso acontece? O cérebro vai progressivamente aumentando a nossa fome e reduzindo o nosso metabolismo. Existe uma estimativa de que **para cada 1 kg de peso perdido, a nossa fome aumenta o equivalente a 100 kcal e o nosso metabolismo diminui, em média, 30 kcal**. Então já deu para você entender o quanto esse mecanismo é injusto e desfavorável à manutenção do peso, não é mesmo?

Por outro lado, sabemos que a perda de peso não depende apenas dos nossos hábitos de alimentação e de atividade física. Segundo a definição da OMS (Organização Mundial da Saúde), obesidade é uma doença crônica, complexa e multifatorial. Cerca de 50% do peso corporal são determinados geneticamente (há estudos que se referem a esse percentual como até 70%) e existem mais de 300 genes ligados à regulação do peso em humanos. Além disso, há fatores hormonais, comportamentais, sociais, psicológicos, como crenças alimentares construídas desde a infância que determinam a forma como nos relacionamos com o alimento (Ex: *É feio deixar comida no prato*"), que tornam a determinação do peso corporal muito mais ampla e complexa.

Por isso, fases de reganho de peso não devem ser entendidas como "fracasso", "falta de força de vontade", "culpa" ou "vergonha" de quem está tentando emagrecer, pois é uma etapa que pode fazer parte do processo de qualquer um e, por essa razão, não deve paralisar as pessoas nem ser interpretada como desestímulo para uma nova tentativa. Agora você já sabe que existem boas razões para justificar esse reganho.

CONSTRUINDO CAMINHOS PARA O EMAGRECIMENTO SAUDÁVEL

Também é importante que tenha em mente todas as fases do processo de perda de peso. Existem pelo menos três fases bem definidas e vamos conhecer cada uma agora (Figura 10.2):

1. **Fase ativa de perda de peso:** Ocorre geralmente nos primeiros 4-6 meses do processo, mas pode durar mais tempo também, é onde a perda de peso acontece de fato, de uma forma mais rápida e sustentada. Aqui, a perda de peso alcançada depende da estratégia utilizada (tipo de dieta, intensidade de atividade física e se há ou não medicamentos associados) e da individualidade biológica de cada um. Nessa fase a motivação é maior: subimos na balança e vemos o peso reduzindo, as pessoas elogiam, as roupas começam a caber. Sentimo-nos fortes e motivados, e isso nos mantém engajados no tratamento.

2. **Fase de efeito platô:** Costuma ocorrer em até 1 ano após o início da perda de peso. Mesmo mantendo a dieta e a atividade física, as pessoas param de emagrecer. É o corpo se defendendo do emagrecimento. Aqui, o peso tende a se estabilizar.

3. **Fase de manutenção:** Nessa fase o peso mínimo atingido se estabiliza, geralmente numa faixa de oscilação, em média, de 2 kg. Por exemplo, se você alcançou um peso mínimo de 60 kg, o seu peso pode ficar oscilando entre 60 e 62 kg, isso é um efeito natural e faz parte do mecanismo de *homeostase energética*: é o nosso cérebro tentando equilibrar os dois pratos da balança – de um lado a nossa ingesta calórica e do outro o nosso gasto energético – para adaptar ambos ao novo peso alcançado.

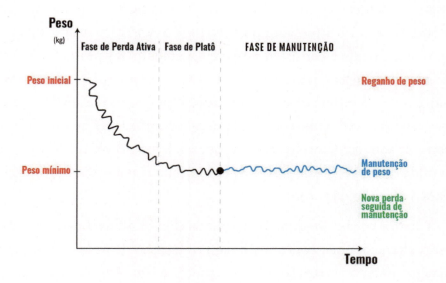

Figura 10.2. As três fases da perda de peso.

Muitas pessoas não enxergam a fase 3 como uma fase integrante do tratamento. É comum as pessoas interpretarem a fase de manutenção como **o término do tratamento**. Ao alcançarem o peso desejado, existe a falsa ilusão de que o tratamento acabou e que não há mais necessidade de seguir o acompanhamento. Mas vamos pensar comigo: *Se a cada 1 kg de peso perdido a nossa fome aumenta progressivamente enquanto o nosso metabolismo se reduz, aqui é o ponto que mais preciso de acompanhamento e vigilância, certo?* Alguém com 60 kg, mas que já pesou 80 kg, terá que comer menos e se exercitar muito mais do que alguém com os mesmos 60 kg que nunca engordou, daí a necessidade de manter os hábitos que nos levaram a alcançar a perda de peso, de forma consistente e consciente. Manter o peso perdido é como subir uma escada rolante em sentido contrário: é preciso estar ativo e manter os passos para conseguir permanecer no mesmo lugar.

Além disso, outro desafio para as pessoas que estão na fase de manutenção é a **ausência da gratificação imediata**. Na fase ativa de perda, as pessoas se sentem motivadas porque o peso está baixando continuamente, os outros comentam e elogiam e as roupas começam a caber: isso é um reforçador positivo para o cérebro, que aumenta inconscientemente a consistência e o engajamento das pessoas. Na fase de manutenção, isso não acontece. **A avidez por novidades e emoções não é mais atendida**: o peso estabilizou, as pessoas pararam de elogiar e as roupas já estão cabendo há algum tempo. Para algumas pessoas, é como se aqui *perdesse a graça* do processo. E muitas vezes a busca pela comida como a fonte de gratificação imediata reaparece, contribuindo para o reganho de peso.

E agora você deve estar se perguntando: *"É poss*ível driblar todas essas alterações que contribuem para o reganho de peso e alcançar o emagrecimento sustentável?" E a resposta é sim! Existem estratégias que podem te ajudar nesse processo e aqui estão organizadas em **10 dicas práticas para a consolidação dos novos hábitos e manutenção do peso perdido**. Vamos ver detalhadamente cada uma delas no Quadro 10.1.

Quadro 10.1. Dez dicas práticas para a manutenção do peso perdido

1. Estabeleça as razões pelas quais você não quer recuperar o seu peso
2. Identifique quais situações serão desafiadoras e tenha estratégias para enfrentá-las
3. Tenha uma rede familiar e social de apoio: Com quem posso contar?
4. Mantenha o seu acompanhamento profissional
5. Coloque em prática o conceito de uma alimentação consciente
6. Mantenha uma rotina regular de atividade física
7. Tenha estratégias para lidar com estresse e emoções
8. Vigie-se: Pese-se, olhe-se, mantenha-se atento ao seu corpo
9. Ocupe-se
10. Confie em você: Reforce sua autoeficácia

Vamos agora ver como você pode aplicar cada uma delas em sua vida.

> ▶ **DICA 1. Estabeleça as razões pelas quais você não quer recuperar o seu peso**

Existem dois tipos de razões que podem reforçar uma mudança de comportamento: a razão externa (é aquela que outra pessoa argumenta, por exemplo, quando um familiar diz que você precisa emagrecer para não adoecer no futuro) e a razão interna (são as suas próprias razões, os seus motivos reais, por exemplo: *"Eu quero emagrecer para me sentir bem com meu corpo"*). A razão (motivação) interna é muito mais eficaz para manter uma conquista alcançada.

Na fase de manutenção de peso, ter claro em sua mente qual é a sua motivação interna para não querer voltar ao peso inicial é fundamental. Vamos fazer um exercício agora:

- ▶ Escreva quais são os três maiores motivos ou as três razões mais importantes que te fazem não querer voltar ao peso inicial.
- ▶ Deixe essas três razões registradas em um lugar acessível, que você possa consultar sempre que se sentir desmotivado ou sem energia para continuar.

O seu porquê deve estar bem claro: ele será gerador de forças nas horas difíceis, quando você pensar em desistir. Deixe claro para você as vantagens de estar no peso e as desvantagens e o sofrimento de se estar acima do peso.

> ▶ **DICA 2. Identifique quais situações serão desafiadoras e tenha estratégias para enfrentá-las**

Agora é a vez de olhar para o caminho à sua frente e tentar prever quais os desafios que você enfrentará para se manter onde está. Quais são os gatilhos ou situações que favorecem o excesso alimentar? Ou o abandono da rotina de atividade física? Ou que enfraquece o seu desejo genuíno de cuidar de você e do seu corpo?

Estudos de Terapia Cognitivo Comportamental (TCC) aplicada à obesidade mostram que, dentre os fatores de recaída para reganho do peso, os principais são os exageros alimentares subsequentes a eventos estressantes, sendo o evento mais comum (52%) o estresse oriundo de conflitos interpessoais – que envolvem parceiro, familiar próximo, colegas de trabalho – e, quanto mais estressante, mais de risco é a situação.

É importante que nesse momento você tenha estratégias específicas para lidar com essas situações. Umas das técnicas validadas pela TCC para ajudar os pacientes a evitar episódios de compulsão alimentar após momentos estressantes **é a técnica dos 4 Ds**. Essa técnica é proveniente de estratégias para lidar com a fissura em pacientes quando param de fumar, mas tem se mostrado extremamente útil para regular episódios de compulsão ou exagero alimentar. São eles:

Delay – Adie o momento de comer. Estudos mostram que se você consegue resistir por 5 a 10 minutos, o pico de vontade de comer passa e isso aumenta o sentimento de competência e autoeficácia nos pacientes.

Deep Breathing – Respire fundo. Uma sugestão é fazer uma respiração diafragmática, inspirando pelo nariz por 3 segundos, segurar por 3 segundos e depois expirar pela boca por 6 segundos. Faça isso algumas vezes.

Drink Water – Beba água. O centro regulador da fome e da sede está no mesmo lugar no nosso cérebro: numa pequena região chamada hipotálamo. Não é difícil que o nosso cérebro confunda sede com fome e hidratar-se nessa hora, além de adiar o impulso de comer, dá ao nosso cérebro a oportunidade de diferenciar esses dois estímulos.

Do something – Faça alguma coisa, se distraia. Aqui pode ser ligar para alguém, sair para dar uma volta, ouvir uma música que você gosta ou outra coisa que você costuma fazer e se sente bem.

▶ **DICA 3. Tenha uma rede familiar e social de apoio: Com quem posso contar?**

Obesidade é um diagnóstico familiar. Além disso, o meio social em que vivemos é também um potente estímulo obesogênico. Ter ao seu lado pessoas que te apoiam, sejam amigos ou familiares, que se envolvem com você na construção dos novos hábitos, aumenta as chances de sucesso.

Uma opção é fazer parte de grupos com objetivos semelhantes (grupos de perda de peso, mudança de hábitos). A terapia de grupo, por exemplo, é uma estratégia útil, já que permite a identificação com outras pessoas que vivenciam o mesmo processo, o aprendizado com as situações que outros integrantes passam (aprendizado por "espelhamento") e nos dão suporte para construir soluções para os desafios do dia a dia.

Cerque-se de pessoas que te iluminam. Melhorar e aumentar nossos vínculos, de acordo com os nossos valores, nos trazem conforto, confiança e fortalecimento no caminho da mudança.

▶ **DICA 4. Mantenha o seu acompanhamento profissional**

Na fase de manutenção de peso, entender que o risco de reganhar peso é real e faz parte do processo de todas pessoas, aumenta a consciência para manter o acompanhamento com o seu profissional. Nessa fase, manter consultas regulares para checagem do peso, ajustar medicações com esse objetivo (para os pacientes que utilizaram), e a realização de exames periódicos para seguimento aumentam a taxa de sucesso. Tratamentos longos estão associados a melhores resultados.

Existe um termo em inglês chamado *accountability*, que pode ser traduzido como "responsabilidade" ou "prestação de contas". Estudos sugerem que é importante ter alguém para você relatar sua evolução. Isso mantém você mais consistente, motivado e te deixa mais confiante. Essa pessoa pode ser o seu médico, nutricionista, *personal trainer* e/ou psicólogo que, junto com você, manterá um olhar atento e vigilante às possíveis mudanças ao longo do caminho e ajudará na condução do seu processo.

▶ DICA 5. Coloque em prática o conceito de uma alimentação consciente

Alimentação ideal para a manutenção do peso é, sobretudo, uma alimentação consciente. Consciente quanto aos seus sinais de fome e saciedade, à qualidade das suas escolhas, à quantidade de calorias ingeridas e ao tipo de relacionamento que você tem com a comida.

Nenhuma estratégia de dieta (*low carb, low fat,* jejum intermitente) se mostrou superior a outra na fase de manutenção de peso. Dietas muito restritivas devem ser abandonadas aqui, dando lugar a uma mudança verdadeira na sua alimentação. O segredo está em encontrar a estratégia que faz mais sentido para você e que você consiga aderir em longo prazo, de forma consciente e equilibrada.

▶ DICA 6. Mantenha uma rotina regular de atividade física

Sabemos que é perfeitamente possível realizar a fase 1 do tratamento (fase ativa de perda de peso) sem se exercitar, porém é muito difícil sustentar o peso perdido (fase 3 do tratamento) sem uma rotina regular de exercícios físicos.

Ser fisicamente ativo é um dos principais fatores preditivos da manutenção de peso e em um estudo, 90% das pessoas que conseguiram manter o peso perdido praticavam atividade física regular. De acordo com esse estudo, os pacientes que tiveram sucesso realizavam cerca de 300 minutos de exercício por semana.

Lembre-se de que após cada 1 kg de peso perdido, o nosso metabolismo reduz, em média, 30 kcal. E como o maior componente variável do nosso gasto metabólico total é a atividade física (corresponde a aproximadamente 20% do nosso metabolismo total diário), fazer exercícios regulares é a maneira mais inteligente de aumentar o nosso gasto energético, que tende a manter-se reduzido após uma perda inicial de peso.

▶ DICA 7. Tenha estratégias para lidar com estresse e emoções

Aprender a lidar com as emoções de uma maneira que não envolva a comida ou aprender a tolerar sentimentos negativos se torna um ponto central de atenção para a boa efetividade do tratamento.

Existe uma frase que diz *"É preciso sentir as emoções, e não comê-las, pois se a fome não é o problema, comida não será a solução"*. O fato de usar a comida como um "regulador das nossas emoções" (Por exemplo: *"Se estou triste, eu como. Se estou feliz, eu como. Se estou ansioso, entediado ou cansado, também como"*) é um comportamento aprendido e não instintivo e, portanto, é passível de modificação. Desabafar, chorar, tomar um bom banho, ligar para alguém pode aliviar a tensão emocional e impedir que "tudo vire comida". Técnicas de meditação para alívio do estresse também podem te ajudar nessa regulação emocional.

PS: Sugestão de aplicativo de meditação para iniciantes: *Insight timer*.

▶ DICA 8. Vigie-se: Pese-se, olhe-se, mantenha-se atento ao seu corpo

Você certamente já ouviu essa frase: *o preço da manutenção de peso é a eterna vigilância*. Isso é verdade. Pesquisas revelam que se pesar com frequência (pelo menos 3x semana) reduz pela metade a chance de recuperação do peso em longo prazo. Então, nessa fase, ter uma balança em casa e pesar-se frequentemente é uma estratégia comprovadamente útil.

Estudos de psicologia que avaliaram pensamentos e comportamentos de pessoas com excesso de peso identificaram uma característica muito comum nessa população: que elas possuem mecanismos de evitação acionados. Mas o que isso significa? Geralmente essas pessoas evitam se pesar, olhar-se no espelho, preferem comprar roupas que "esticam", tudo para evitar o contato com a realidade do próprio corpo. Vencer essa resistência, portanto, é uma etapa fundamental para conseguir sucesso na manutenção de peso. Quando você se automonitora (por meio da balança, do espelho ou das roupas), você fica no comando da situação: perceberá quando o peso aumentar mais de 2 kg e terá a oportunidade de intervir antes que o reganho alcance 10 ou 20 kg, quando o ajuste do processo ficará muito mais difícil.

▶ DICA 9. Ocupe-se

Que atividades/*hobbies* você abandonou? Ou sempre quis fazer e nunca se permitiu? Ou mesmo se sentia desencorajado a fazer pelo excesso de peso? Preencha a sua vida com outros prazeres. Identificar atividades substitutas que compensem a ausência do prazer da comida e atenuem a sensação de privação aumenta as chances de sucesso na manutenção de peso no longo prazo.

▶ DICA 10. Confie em você: Reforce sua autoeficácia

Você sabe o que é *autoeficácia*? É a crença que a gente tem em nós mesmos para fazer as coisas acontecerem. Em outras palavras, é o quanto acreditamos em nossa própria capacidade. É muito comum nessa fase sentirmos medo de reganhar todo o peso perdido, não é mesmo? Afinal, só você sabe o quanto foi difícil chegar até aqui. Se você sente isso, está tudo bem, o medo é uma emoção primária e faz parte do processo de TODOS que conquistaram o emagrecimento. Por outro lado, existe uma frase que diz: "Nada gera mais sucesso do que o próprio sucesso". O sucesso de você chegar até aqui reforça a sua autoeficácia para o caminho da manutenção que está apenas começando. Acreditar que podemos aumenta as nossas chances de manter o peso perdido. *Yes, you can*!

E O QUE FAZER QUANDO EU PERCEBER QUE MEU PESO ESTÁ AUMENTANDO?

Oscilações no peso de até 2 kg são consideradas normais, como discutimos anteriormente. Aumentos superiores a isso merecem atenção! Mantenha a pesagem frequente, reduza um pouco mais a quantidade alimentar, intensifique a atividade física, até que seu peso se ajuste novamente. Se você perceber que, apesar disso, o seu peso continua subindo, essa é a hora de pedir ajuda. Peça ajuda ao seu médico, nutricionista, educador físico, psicólogo, agende uma nova consulta e faça os ajustes necessários.

Por isso a importância de manter a vigilância, você saberá o exato momento de intervir antes que a situação fique mais difícil de ajustar!

→ *O desafio*

Tente montar o seu prato de acordo com a ilustração do Capítulo 4 – Imagem de prato saudável na página 85 (Figura 4.3), respeitando a divisão dos grupos alimentares e variando cada vez mais nas suas escolhas.

→ *A receita*

Adriana Katekawa | Juliana Watanabe | Tutu Galvão Bueno

Bowl Saudável: Arroz integral + Feijão + Legumes assados ao alecrim + Frango na salmoura

Rendimento: 4 porções

Ingredientes:

Para o arroz:

- 1 xícara (chá) de arroz integral
- 2 ½ xícaras (chá) de água fervente
- ½ cebola média ralada
- 1 colher (sopa) de óleo vegetal
- Sal a gosto

Para o feijão:

- 1 xícara (chá) de feijão carioca ou preto
- 2 folhas de louro
- 3 dentes de alho picados
- 2 colheres (sopa) de óleo vegetal
- ½ colher (chá) de páprica defumada (para dar o toque defumado de paio) - opcional
- Sal a gosto

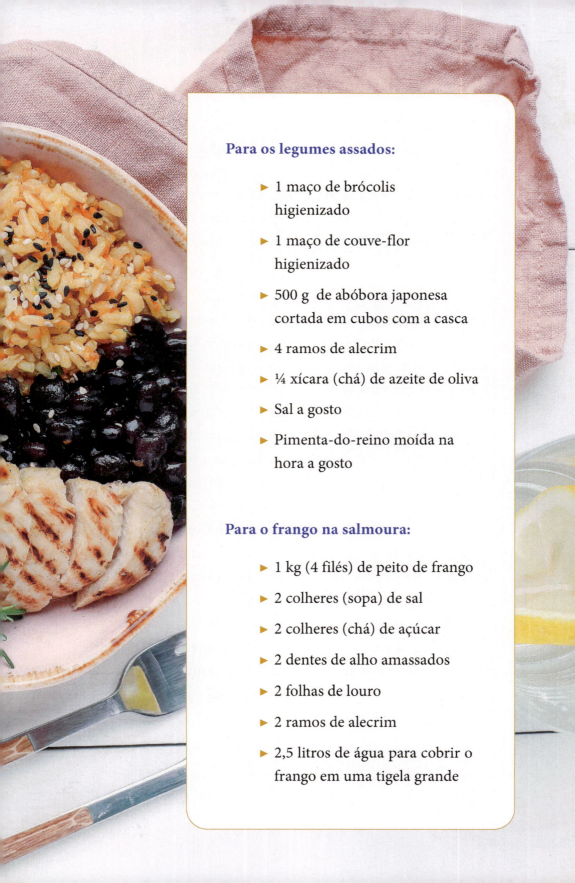

Para os legumes assados:

- 1 maço de brócolis higienizado
- 1 maço de couve-flor higienizado
- 500 g de abóbora japonesa cortada em cubos com a casca
- 4 ramos de alecrim
- ¼ xícara (chá) de azeite de oliva
- Sal a gosto
- Pimenta-do-reino moída na hora a gosto

Para o frango na salmoura:

- 1 kg (4 filés) de peito de frango
- 2 colheres (sopa) de sal
- 2 colheres (chá) de açúcar
- 2 dentes de alho amassados
- 2 folhas de louro
- 2 ramos de alecrim
- 2,5 litros de água para cobrir o frango em uma tigela grande

Modo de preparo:

Arroz: Lave o arroz integral cru em água corrente e escorra bem. Em uma panela média, aqueça o óleo em fogo médio, adicione a cebola e refogue até murchar. Adicione a água, o arroz e o sal. Tampe a panela e deixe em fogo baixo, cozinhando, de 40 minutos a 1 hora, dependendo do tipo do arroz.

Feijão: Deixe o feijão de molho por 12 horas com 3 vezes o seu volume de água (durante a noite). Outra opção é fazer o remolho rápido em água quente. Para isso, leve os grãos em uma panela, cobrindo com água até ferver por 2 minutos. Retire a panela e deixe descansar por 45 a 60 minutos. Funciona tão bem como deixar de molho de um dia para o outro. Jogue fora a água em que o feijão ficou de molho. Coloque o feijão em panela com água cobrindo 4 dedos acima do feijão. Cozinhe com a folha de louro por 15 minutos ou até ficar macio. Enquanto isso, em outra panela, refogue o alho com o óleo vegetal até que ele murche, acrescente o sal e a páprica defumada, depois adicione o feijão cozido aos poucos. Deixe engrossar em fogo baixo, amassando os grãos com a espátula até o ponto desejado (aproximadamente 20 a 30 minutos no feijão demolhado) e coloque mais água, se necessário. Ajuste os temperos e o sal a gosto.

Legumes assados: Preaqueça o forno a 180°C (temperatura média). Separe os floretes do brócolis e couve-flor já higienizados. Lave os raminhos de alecrim sob água corrente. Em um refratário, disponha os brócolis, a couve flor e os cubos de abóbora. Retire as folhas de alecrim do ramo e polvilhe sobre os legumes. Regue com o azeite e tempere com sal e pimenta-do-reino moída na hora a gosto. Misture bem. Leve ao forno por cerca de 45 a 60 minutos ou até que a abóbora fique macia e bem dourada. Reserve.

Frango: Misture o sal e açúcar e polvilhe sobre os filés de frango. Cubra com água, adicione o louro, alecrim e alho e deixe na geladeira 20 minutos. Retire da geladeira, espere 10 minutos para ficar em temperatura ambiente, seque o filé e grelhe com fio de azeite até dourar por fora e estar cozido por dentro (cerca de 5 minutos de cada lado).

- **Dica Culinária:** quando tiver pouco tempo para marinar a sua preparação, utilize a salmoura para acrescentar umidade e sabor em carnes magras, como peito de frango, filé mignon suíno, peru e frango assado.

- **Informação nutricional relevante:** muitas pessoas pensam que arroz com feijão engorda. Muito pelo contrário, podem ser consumidos diariamente, desde que nas quantidades adequadas. Além disso, essa duplinha tipicamente brasileira é uma fonte completa de proteínas.

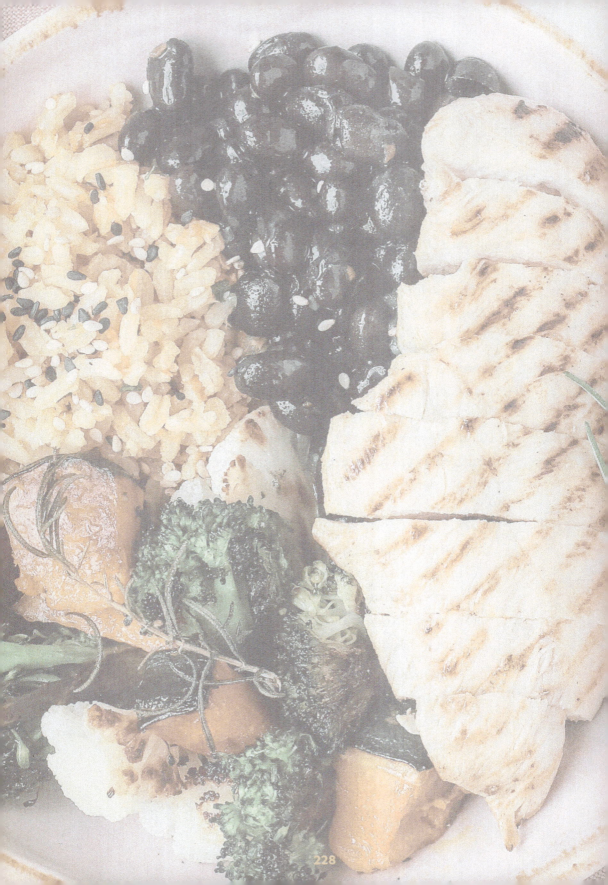

11

MITOS E VERDADES

"QUERO EMAGRECER, MAS TENHO MEDO DE MUDAR MINHA PERSONALIDADE SE EU FICAR MAGRA."

MITO!

Muitas pessoas acreditam que se perderem peso irão mudar a personalidade e ter essa fantasia pode ser um empecilho para o sucesso no tratamento. O que acontece é que uma perda de peso significativa pode colaborar para mudança de alguns comportamentos, mas é importante distinguir traços de personalidade e o estado atual da pessoa. A personalidade é composta por características persistentes que existem independentemente de qualquer curso mental temporário, porém a distinção entre os dois muitas vezes é difícil. Por exemplo, se o indivíduo está com depressão não significa que o perfil do momento (triste, desanimado, irritado...) traduz quem ele é.

A personalidade consiste em um sistema composto por traços e processos dinâmicos que influenciam o funcionamento psicológico de uma pessoa. Ela é uma composição relativa de vários traços individuais, apresentando uma estrutura estável, que interfere no modo como a pessoa reage diante dos acontecimentos de vida, e que tendem a ser consistentes ao longo do tempo. O traço de personalidade é um conjunto de características psicológicas que determinam padrões de pensar, sentir e agir de um indivíduo.

Assim, a personalidade não irá mudar diante da perda de peso, no entanto a autopercepção positiva ou negativa da forma física pode influenciar na autoestima e, consequentemente, no comportamento do indivíduo. Lembrando que a autoestima é uma característica da personalidade menos estável, por ser sensível a variações de humor e diante de situações específicas. A autoestima corresponde ao juízo que a pessoa faz sobre si mesma.

Dessa forma, se a pessoa perder peso, tende a melhorar a autoestima, o que colabora para mudar a atitude sobre si mesma. Entretanto isso não significa que ela mudou sua personalidade, já que é o conjunto de características estáveis que, mesmo interagindo com acontecimentos de vida, não irá alterar em grande medida.

"SERIA A CIRURGIA BARIÁTRICA UMA OPÇÃO RADICAL PARA O MEU CASO?"

MITO!

Muitos acreditam que a cirurgia bariátrica seja o caminho mais fácil para resolver seu problema de excesso de peso ou que teria que enfrentar graves problemas nutricionais à custa de um peso mais baixo. Seria mesmo assim?

Primeiramente devo destacar que a cirurgia bariátrica é um método muito efetivo e seguro mostrado em diversas publicações médicas. O ponto mais importante é **a seleção dos pacientes candidatos**.

A obesidade em si no longo prazo encurta o tempo de vida, aumenta o risco de diversos outros problemas de saúde, como diabetes, câncer e problemas cardiovasculares, além de comprometer a qualidade

MITOS E VERDADES

de vida como um todo. Os pacientes submetidos a cirurgia bariátrica têm comprovações de melhoria significativa em todos esses aspectos, maior tempo de vida e com mais qualidade. Os riscos de complicações são bem baixos hoje em dia nas mãos de excelentes profissionais e com seguimento em longo prazo com equipe multidisciplinar.

O objetivo primordial do tratamento é a saúde. Isso não significa chegar a um valor de peso sonhado. É muito mais do que isso. É buscar ferramentas através da cirurgia para adquirir condições de desfrutar a sua vida com plenitude. Isso não é fácil, pois requer um papel proativo dos próprios pacientes, um compromisso com todas as etapas de seu tratamento, e isso deve durar a vida toda. É passar por exames e avaliações médicas de forma rotineira, é ter junto com você médicos, nutricionista, psicólogos e educadores físicos não apenas no pré-operatório, mas, sobretudo, no pós pós-operatório e POR TODA A VIDA.

Pode ocorrer reganho de peso numa porcentagem de pacientes e déficit nutricional, porém tudo isso deve ser minimizado quando se mantém acompanhamento médico bem de perto.

Logo, a cirurgia bariátrica está longe de ser um método radical ou fácil de seguir. É uma excelente opção para aqueles que de fato têm a real necessidade médica e que assumem seus papéis como diretores principais na busca de mais saúde.

"COMER DE 3/3 HORAS É FUNDAMENTAL PARA EMAGRECER?"

MITO!

Será que sob um mesmo déficit calórico, ou seja, uma dieta com o mesmo número de calorias, existe alguma frequência melhor de se alimentar visando uma perda de peso mais rápida e eficaz?

231

CONSTRUINDO CAMINHOS PARA O EMAGRECIMENTO SAUDÁVEL

Uma ideia antiga e ainda enraizada na cabeça de muitas pessoas é que a melhor estratégia para emagrecer inclui comer de 3/3 horas. Existe também quem acredite que o seu grande "pecado capital", responsável pelo ganho de peso, é o fato de não se alimentar desta forma.

O racional seria que comer mais vezes e em menor quantidade levaria a uma maior saciedade e, desta forma, não chegaríamos nas refeições principais com tanta fome; além de um eventual aumento do gasto energético basal (metabolismo) e da oxidação de gorduras.

Porém não há evidências científicas de que comer de 3/3 horas contribui para a perda de peso, ou seja, isso é um mito. Comer desta forma não altera os hormônios de fome ou saciedade, não leva ao aumento de gasto energético e não faz com que na próxima refeição o número de calorias seja menor.

Estudos mostraram que, no mundo real, nas últimas décadas houve um aumento dos lanches intermediários sem que se reduzisse o número de calorias nas refeições principais, pelo contrário, há evidências de que cada refeição a mais pode aumentar em 150 kcal o consumo energético. Comemos por muitas razões: fome, gula, ansiedade, e a regulação do apetite é complexa. O segredo é conseguir uma dieta hipocalórica e de qualidade nutricional que se encaixe nos padrões e preferências individuais e garanta maior saciedade. Não é fácil, mas é possível! Sendo assim, faça a seguinte reflexão: como eu prefiro me alimentar? De 3/3 horas ou apenas três vezes ao dia? Consistência é mais importante que perfeição e encontrar o seu caminho, o seu possível, é a melhor estratégia.

"COMER CARBOIDRATO À NOITE ENGORDA MAIS"

MITO!

Muitas pessoas acreditam que o consumo de carboidratos à noite leva a um maior ganho de peso, quando comparado com o seu consumo durante o dia. Há quem acredite que o fato de não o consumir à noite já resultará, por si só, em emagrecimento. No entanto, não há evidências científicas para isso. O que leva ao ganho de peso não é o momento do dia em que você come, mas sim o quê e quanto você come ao longo do dia, da semana, do mês, do ano. Comer em excesso engorda em qualquer horário do dia, sejam essas calorias vindas de carboidratos, proteínas ou gorduras.

No entanto, apesar de não ter uma relação direta com o peso, o horário do consumo das refeições pode impactar na nossa saúde. Parece que o ideal é nos alimentarmos mais durante o dia e menos à noite. A alimentação é uma atividade programada para ocorrer na fase ativa do dia. Nessa fase, enzimas, hormônios e fatores de transcrição que ajudam na oxidação e no armazenamento de energia estão no pico de ação e farão com que a energia seja estocada nos locais corretos. À noite, com menos ação dessas substâncias, o uso e armazenamento da energia são prejudicados. Estudos em animais já demonstraram que refeições fartas no período de descanso podem ser prejudiciais e levar a uma maior deposição de gordura em locais não desejados, como fígado, pâncreas, coração, músculos, o que pode facilitar o desenvolvimento de síndrome metabólica, diabetes e doenças cardiovasculares, independentemente do efeito no peso.

Em 2018, um estudo avaliou o horário das refeições em humanos. Os pesquisadores deram exatamente o mesmo número de calorias para dois grupos de indivíduos. Um grupo comia apenas até as 15 h e o outro seguia o padrão de três refeições. O resultado encontrado foi que quem comeu somente de dia teve maior sensibilidade à insulina (hormônio que controla a glicemia), melhora da pressão arterial e melhora da função do pâncreas. O peso não variou. É um estudo pequeno, de curto prazo e não deve ser seguido à risca. Mais estudos são necessários para comprovar estes achados.

Além disso, o consumo de grandes quantidades à noite, independentemente de serem ou não carboidratos, pode prejudicar o sono e contribuir para o ganho de peso, já que uma noite de sono de má qualidade reduz os níveis de leptina (hormônio da saciedade), aumenta os níveis de grelina (hormônio da fome), gera cansaço e menos disposição para a realização de atividade física, além de aumentar a busca por alimentos com alta densidade energética, resultando no ganho de peso.

Ou seja, além da qualidade e quantidade do que comemos, também deveríamos nos preocupar com os horários: mais durante o dia e menos à noite!

"PRECISO FAZER DIETA E ATIVIDADE FÍSICA ATÉ EMAGRECER E DEPOIS FICO LIVRE"

MITO!

Eis aí uma grande armadilha. Muitas vezes a gente atribui a importância da alimentação saudável e da atividade física apenas durante o processo de emagrecimento (a fase em que estamos perdendo peso ativamente). E essa fase é uma delícia: a balança vai baixando, as roupas vão cabendo e as pessoas comentam. Tudo isso é muito reforçador. Quando enfim chegamos ao peso desejado, é natural que venha a sensação de que acabou o processo e agora estamos "livres". Para outras pessoas pode parecer também que o processo "perdeu a graça", pois as novidades e emoções do início (a balança baixando progressivamente, os comentários das pessoas) deixam de acontecer. E aqui, por acreditar que não é mais necessário manter os novos hábitos ou por nos sentirmos desestimulados, paramos o processo.

Naturalmente, por adaptações próprias do nosso corpo, o peso volta a subir. E às vezes não entendemos o porquê. Culpamos o corpo, o metabolismo e a nós mesmos. O benefício das mudanças que nos ajudaram a chegar no peso desejado só alcança até ali. A manutenção do peso perdido dependerá 100% do que você fará dali em diante. Curiosamente, a palavra dieta vem do grego *diaíta*, que significa "modo de viver". Quando decidimos emagrecer, precisamos construir uma estratégia baseada em felicidade e prazer (e não em restrição pura e autossacrifício), porque precisamos conseguir nos ver naquele "modelo de viver" nos próximos 3 meses, 6 meses, 1 ano, 5 anos ou mais. Em outras palavras, a decisão de emagrecer precisa ser permanente para que a perda de peso seja sustentável. Enquanto não compreendermos e respeitarmos essa realidade, ficaremos presos na própria armadilha do efeito sanfona.

"EU NÃO CONSEGUI EMAGRECER EM TODAS AS MINHAS TENTATIVAS, EU NÃO VOU CONSEGUIR NUNCA. JÁ TENTEI DE TUDO E NUNCA CONSEGUI."

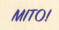

MITO!

Depois de alguns "efeitos sanfonas" decorrentes de tentativas de perda de peso sem sucesso, é natural que isso abale sua autoconfiança e diminua as suas esperanças de que um dia terá sucesso. As experiências passadas podem lhe levar a pensamentos automáticos sabotadores que são aceitos como pensamentos verdadeiros, mesmo que não sejam. E o pior, deixam uma marca de emoção em você. Sentimentos de descrença e resistência a novas tentativas de mudança ficam aflorados, levando-o para longe dos seus objetivos. Contudo, o problema não está em você, mas no caminho que escolheu até agora. Vou explicar algumas razões para você se desfazer dessa crença.

Primeiro, muitas pessoas que querem emagrecer focam apenas na fase ativa da perda de peso e esquecem que a manutenção do peso perdido precisa ser tão ativa quanto foi o início do processo. A falta de entendimento da obesidade como uma doença complexa e crônica leva muitos a abandonarem o tratamento precocemente, justo no momento em que mais precisariam continuar. Existem mecanismos biológicos no seu corpo que contribuem para o reganho de peso. O tratamento da obesidade é para a vida toda! E uma parceria com o profissional de saúde faz toda a diferença, juntos podem percorrer o caminho, criando medidas de enfrentamento de situações desafiadoras, trocando pensamentos disfuncionais por outros mais realistas e renovando suas motivações ao longo do tempo.

Segundo, entenda que o processo de emagrecimento terá altos e baixos para você e para todo mundo! Na maioria das vezes, suas expectativas a respeito do seu plano de perda de peso serão diferentes da sua realidade. A recaída e o reganho de peso são regra desse processo, e não exceção. Então, para que isso seja mais leve, repense sobre as ideias de sucesso ou fracasso de suas tentativas, substitua-as pela ideia de experimento a ser testado. Se não funcionar, redesenhe a rota e leve essa tentativa como um aprendizado, não como uma sentença de fracasso. Essa experiência que não funcionou será uma ótima oportunidade para você descobrir os seus obstáculos nesse processo, isso fará você recomeçar mais fortalecido e com um maior autoconhecimento.

> *"Eu tentei 99 vezes e falhei, na centésima tentativa eu consegui, nunca desista de seus objetivos mesmo que esses pareçam impossíveis, a próxima tentativa pode ser a vitoriosa."* Albert Einstein.

"PARA EMAGRECER NÃO POSSO FAZER MUSCULAÇÃO, DEVO FAZER APENAS EXERCÍCIOS AERÓBICOS, COMO CORRIDA E BICICLETA"

MITO!

Diversos estudos mostram que a prática da musculação é benéfica sim para o emagrecimento. Como conversamos no capítulo sobre atividade física, o músculo é o nosso maior patrimônio! Quanto maior a quantidade de músculo, maior a nossa taxa metabólica basal, ou seja, maior o nosso gasto energético, mesmo em repouso.

Sabe quando as pessoas dizem que o metabolismo vai reduzindo com envelhecimento? Essa é uma das causas, à medida que os anos passam e perdemos músculos, nossa taxa metabólica basal tende a reduzir, e aí entra mais um motivo para praticar musculação.

Talvez você não veja esse resultado numa balança simples. A musculação melhora a composição corporal, e isso conseguimos avaliar por meio de exames como bioimpedância e densitometria de corpo inteiro. Perder peso e emagrecer são conceitos diferentes! É possível emagrecer sem haver alteração no seu peso, assim como é possível perder peso de uma maneira não saudável, perdendo mais músculos do que gordura.

CONSTRUINDO CAMINHOS PARA O EMAGRECIMENTO SAUDÁVEL

"MEU CORPO ACOSTUMOU COM O REMÉDIO"

MITO!

Imagine que sua pressão está bem elevada, algo como 180 x 100. E seu médico cardiologista prescreve uma medicação para baixá-la. Ao longo das semanas sua pressão baixa para 170 x 100, depois 160 x 90, depois 150 x 80 e depois para de baixar e estabiliza. Você acha então que seu corpo se acostumou com o remédio. Será que ele parou de fazer efeito? A resposta é não! Se o remédio não estivesse fazendo efeito, sua pressão estaria ainda em 180 x 100. Acontece que todo remédio tem um máximo de efeito, nenhum anti-hipertensivo vai ficar baixando sua pressão eternamente. Vai baixar um pouco e estabilizar. Se a sua pressão continuar alta, vai ser necessário adicionar um segundo medicamento anti-hipertensivo. Talvez um terceiro. Existem pessoas que precisam de muitos medicamentos anti-hipertensivos de uso contínuo para manter sua pressão arterial bem controlada!

A mesma coisa acontece no tratamento do diabetes. Se sua glicemia estiver nos 300, provavelmente você vai precisar associar alguns medicamentos para conseguir mantê-la abaixo de 100, pois apenas um medicamento será insuficiente. E, quando a glicemia atingir a meta, você deverá manter o uso de todos os medicamentos, pelo risco de a glicemia subir novamente caso você venha a suspender o tratamento.

No tratamento da obesidade acontece a mesma coisa. Nenhum medicamento para perda de peso irá causar uma redução de peso progressiva para sempre. Todos têm um máximo de potência. Geralmente, a adição de um medicamento para perda de peso traz uma perda adicional de peso que varia entre 5 a 10% do peso inicial, que se soma aos quilos perdidos com a mudança de estilo de vida isoladamente. Claro que este número é variável: existem pacientes não respondedores, que simplesmente não perdem peso nenhum com determinada medicação, e pacientes excelentes respondedores, que podem perder até 30% do peso inicial com apenas um medicamento (mas estes extremos não são o mais comum!). Por isso, é comum vermos pacientes que, ao entrarem no efeito platô da perda de peso, pensam que o medicamento parou de fazer efeito ou que o corpo "acostumou", e acabam muitas vezes suspendendo o tratamento por conta própria neste momento. Este é o maior erro que pode acontecer, pois certamente irá culminar na recuperação do peso perdido, assim como aconteceria se você suspendesse seu remédio de pressão quando sua pressão ainda não estava adequadamente controlada. Se houve perda de pelo menos 5-10% do seu peso inicial, o medicamento deve ser considerado sim eficaz, e não deve ser suspenso (exceto em casos de efeitos colaterais). Mas, caso o peso desejado seja ainda menor do que peso que foi atingido e estabilizado, devido ao paciente já ter entrado em efeito platô (que geralmente acontece depois de 6 meses do início do tratamento), deve-se então associar um segundo medicamento para ajudar a ter uma perda adicional de mais 5-10% do peso (ou aumentar a dose da medicação, caso ainda não esteja na dose de maior efetividade).

Além disso, não podemos esquecer que, para cada 1 kg de peso perdido, a fome aumenta cerca de 100 kcal e o metabolismo cai cerca de 30 kcal. Portanto, é natural sentirmos mais fome depois de já termos perdido bastante peso, além de notarmos um metabolismo mais lento. E isso também não significa que o remédio deixou de fazer efeito. Pelo contrário, sem ele a fome certamente seria muito maior. E a prova disso é a recuperação de peso que sempre acontece nesta situação, quando os pacientes acreditam que o remédio não está mais fazendo efeito, e o suspendem sem orientação médica. Nenhum medicamento para perda de peso deixa de fazer efeito, ou o corpo "acostuma". Ou ele não faz efeito pra você desde o início (ou seja, não conseguiu promover perda de pelo menos 5-10% do seu peso antes de iniciar o uso do medicamento), ou ele faz efeito (maior ou menor), e atingirá seu máximo de efeito dentro de 6 a 12 meses de tratamento, causando estabilização do seu peso depois disso. E, se essa estabilização aconteceu em um peso acima do que você gostaria, talvez seja o caso de conversar com o seu médico sobre a possibilidade de aumento de dose ou de associações de medicações (extremamente comuns no tratamento de doenças tão complexas como a obesidade!). Mas nunca se deve suspender o medicamento achando que ele parou de funcionar.

"APENAS MULHERES SOFREM DE TRANSTORNOS ALIMENTARES"

MITO!

Apesar do estereótipo de que transtornos alimentares ocorrem exclusivamente em mulheres, estima-se que uma em cada três pessoas acometidas é um homem. De acordo com vários estudos, apesar de menos frequente, a mortalidade por esses transtornos chega a ser maior nesse grupo. Além disso, alguns pesquisadores norte-americanos sugerem que comportamentos associados a transtornos, como uso de laxativos, jejuar para perda de peso, compulsão alimentar e purgação, são quase tão comuns em homens quanto são em mulheres.

"É POSSÍVEL AJUDAR ALGUÉM QUE ESTEJA PASSANDO POR ALGUM TRANSTORNO ALIMENTAR"

VERDADE!

Se você está preocupado com alguém próximo, existem maneiras de demonstrar suas preocupações e ser empático. É importante lidar com essas questões com honestidade e respeito. Tente fazer uso dessas três sugestões da Associação Nacional de Transornos Alimentares dos Estados Unidos:

1. Use frases com "eu", por exemplo: "Eu estou preocupado com você, porque você tem comido durante a madrugada" ou "Eu me sinto assustado quando te ouço vomitando".

2. Evite frases acusatórias com "você", por exemplo: "Você tem que parar de comer, você está fora de controle!"

3. Evite dar soluções simples, por exemplo: "Se você só fechasse a boca, tudo se resolveria".

Para mais informações sobre o assunto, recomendamos o: nationaleatingdisorders.org.

"QUEM EMAGRECE RÁPIDO TEM MAIS CHANCE DE TER EFEITO SANFONA TAMBÉM DE UMA FORMA MAIS RÁPIDA"

MITO!

Essa é uma dúvida que muitas pessoas possuem. Outra dúvida relacionada a isso é se existe uma média de peso específica por mês que daria para perder de forma saudável e que evite o efeito sanfona.

É um mito dizer que quem perde peso rápido reganha os quilos perdidos mais rápido. Segundo estudos científicos publicados em revistas médicas muito conceituadas, como o The Lancet, parece que a velocidade do emagrecimento, rápida ou progressiva, não tem nenhum efeito no risco de reganho, como muita gente acredita! Ou seja, não é a velocidade da perda de peso (se foi em 1 mês ou em 6 meses, por exemplo) que influencia no reganho de peso posterior.

E alguns estudos mostram que a perda de peso no primeiro mês pode predizer o resultado final total e até a sua manutenção após vários anos. Ou seja, quem perde mais peso no início do tratamento, tende a ter mais sucesso e a manter mais esse peso perdido ao longo dos anos, segundo algumas pesquisas. Vemos, na prática, que emagrecer um pouco mais rápido pode até deixar a pessoa mais motivada e engajada no seu tratamento. Por outro lado, se a pessoa achar que perdeu rápido e por isso o tratamento já acabou, sem pensar na fase de manutenção e na real mudança de estilo de vida como um todo, aí sim esse comportamento, associado a toda fisiologia vinculada ao reganho de peso, pode ser um dos maiores responsáveis pelo efeito sanfona. Por isso, não existe uma média de peso específica por mês aplicável a todo mundo e que evite o efeito sanfona.

Concluindo, o mais importante então não é se houve perda de peso rápida ou devagar, e sim se essa perda foi feita de maneira correta, saudável e sustentável. Não é tanto como você chega, e sim onde você está e o que você vai ter que continuar fazendo para se manter ali.

→ *O desafio*

Prepare uma linda e colorida salada e acabe com esse mito de que salada não combina com dias frios.

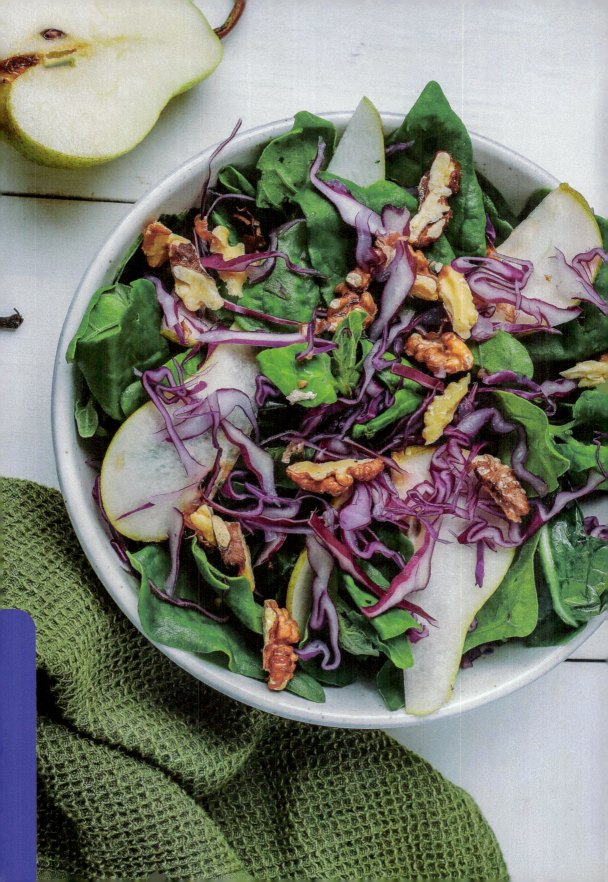

→ *A receita*

Adriana Katekawa | Juliana Watanabe | Tutu Galvão Bueno

Salada morna de pera e nozes ao vinagrete de limão

Rendimento: 4 porções

- 1 maço de couve manteiga
- 1 maço de espinafre
- 2 peras
- ⅓ de xícara (chá) de nozes
- 2 colheres (sopa) de azeite de oliva
- Sal a gosto
- Pimenta-do-reino moída na hora a gosto

Para o molho:

- 3 colheres (sopa) de azeite extravirgem
- 4 colheres (chá) de suco de limão
- 1 dente de alho ralado
- ¼ de cebola roxa picadinha
- Sal a gosto